SUPER DOCTOR

専門医が教える

高血圧でも長生きする本

新小山市民病院
理事長・病院長
Kazuyuki Shimada
島田和幸

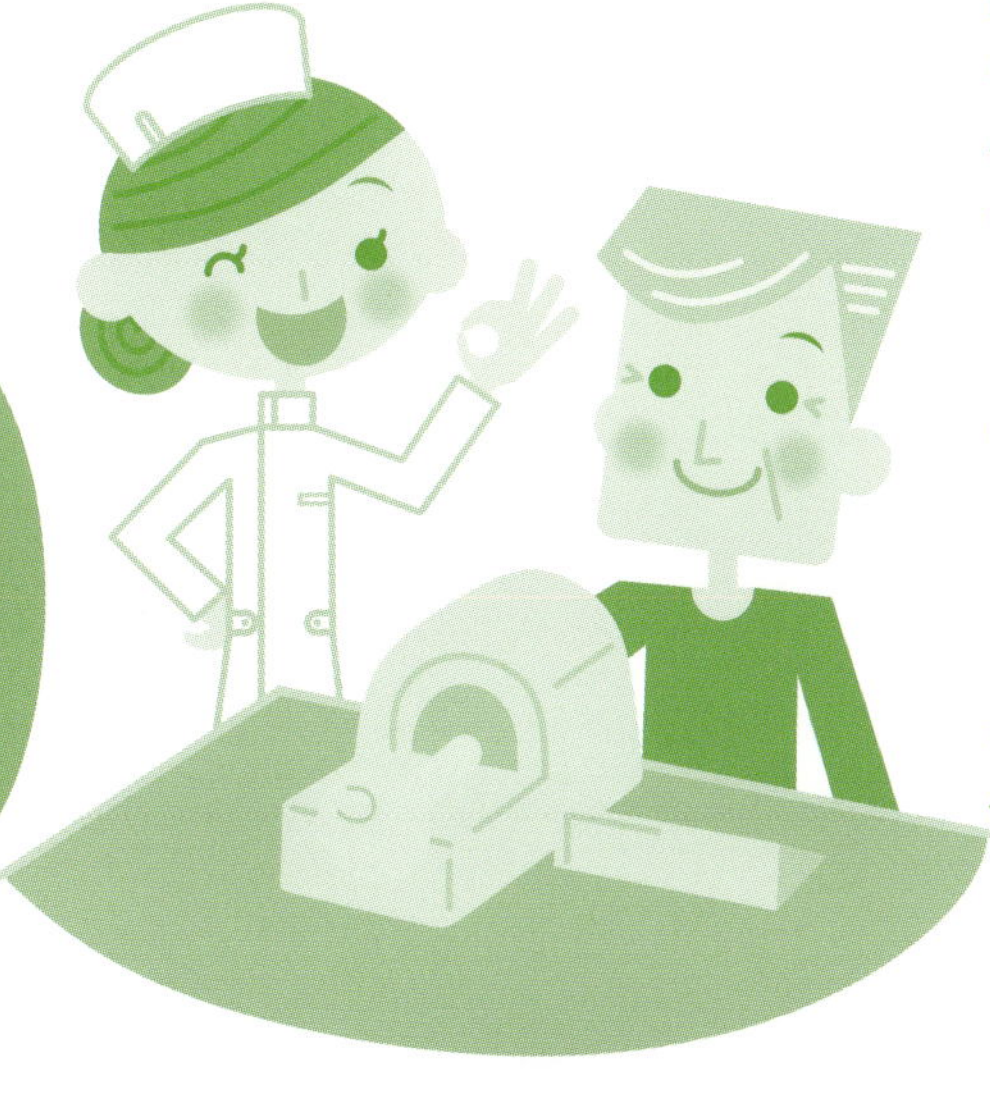

幻冬舎

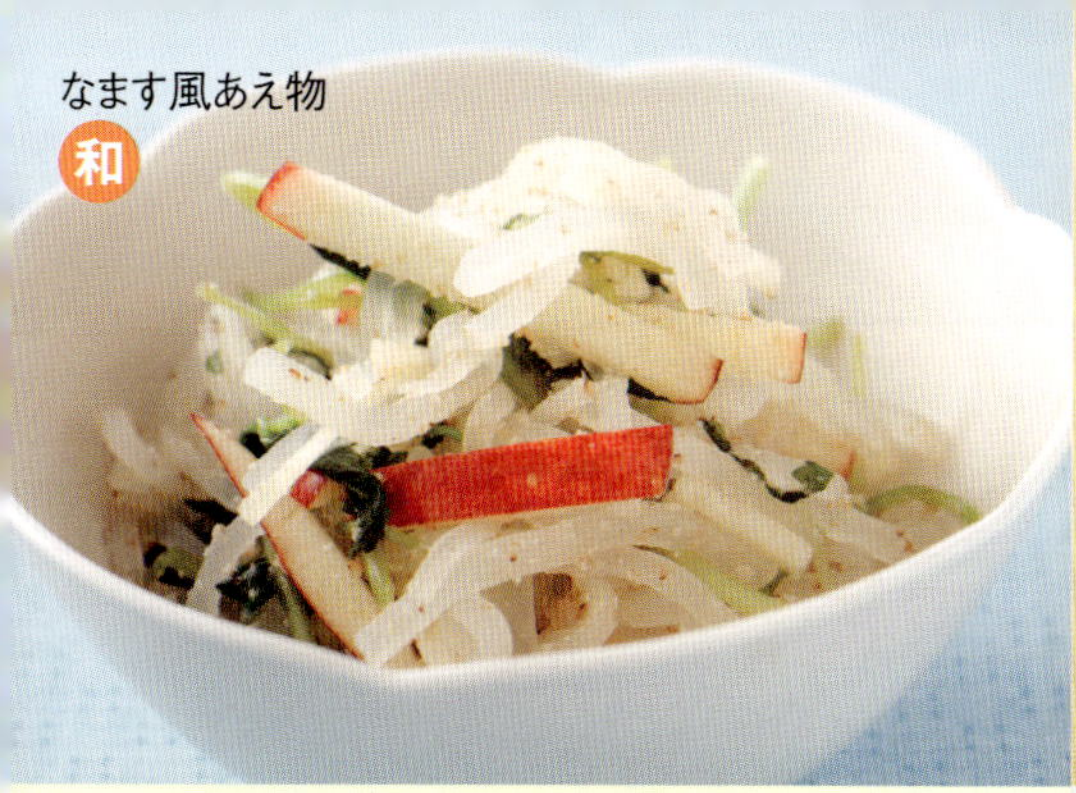

なます風あえ物
和

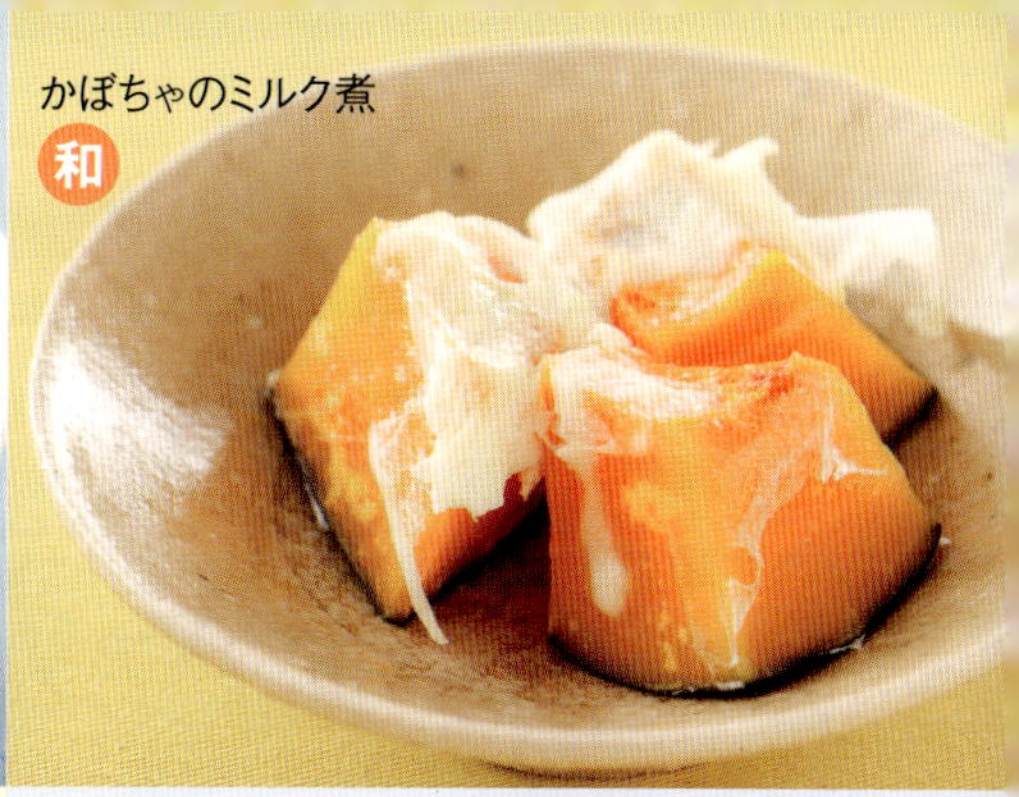

かぼちゃのミルク煮
和

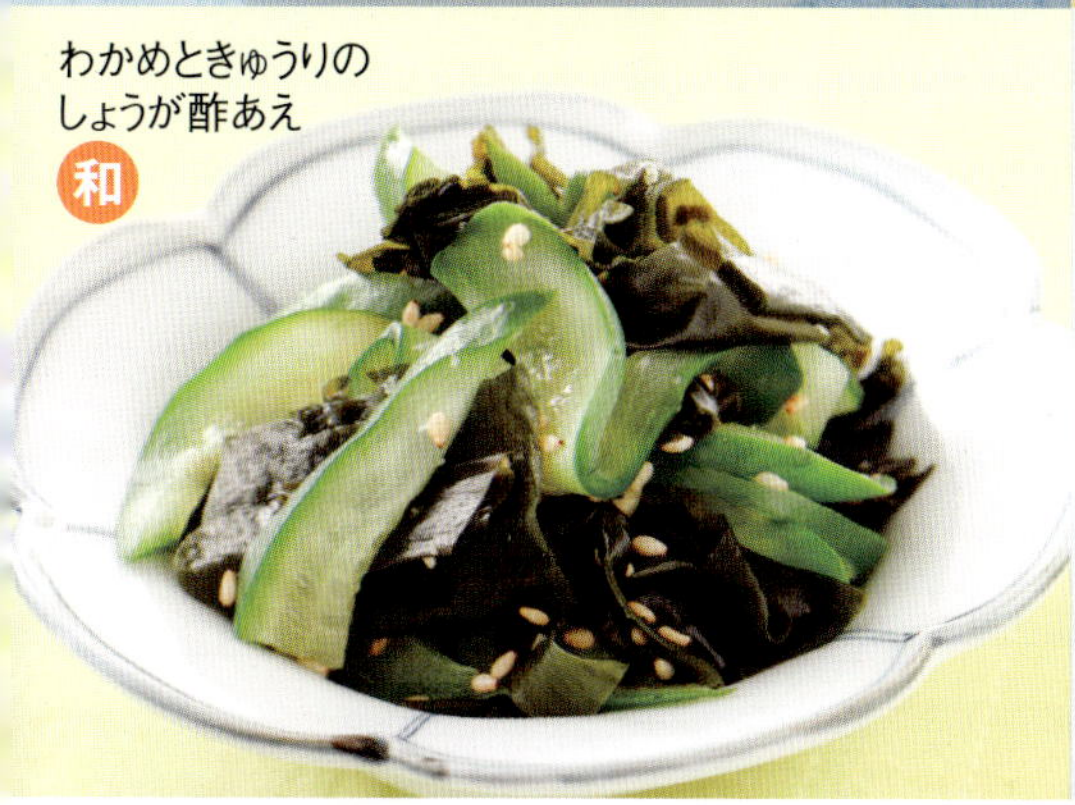

わかめときゅうりの
しょうが酢あえ
和

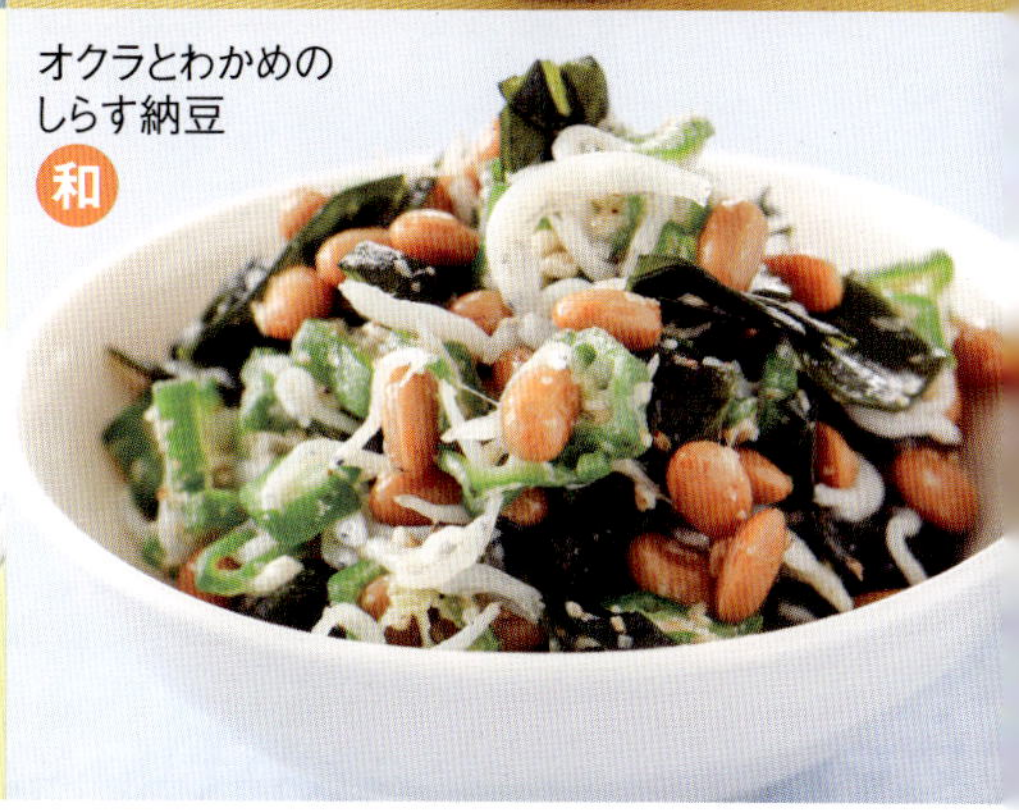

オクラとわかめの
しらす納豆
和

和&洋 塩分NOレシピでつくる
満足ダイエットごはん

高血圧対策の食事の基本は、減塩とカロリー減。
薄味で量も少ない食事なんて、ものたりないと思っていませんか?
食材や味つけを工夫すれば、塩分ゼロだとは信じられない味わいの一品や、
低カロリーでもボリュームたっぷりの食事を楽しむことができます。

レシピ・料理作製　金丸絵里加　管理栄養士・料理研究家

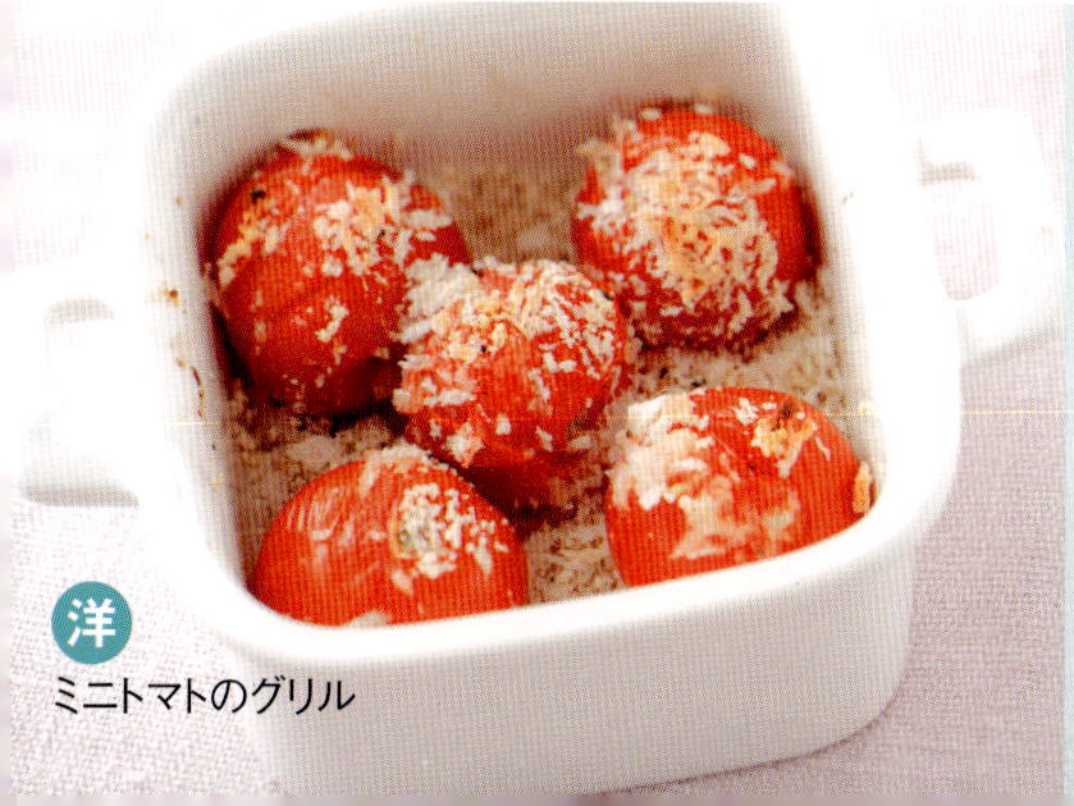

洋
ミニトマトのグリル

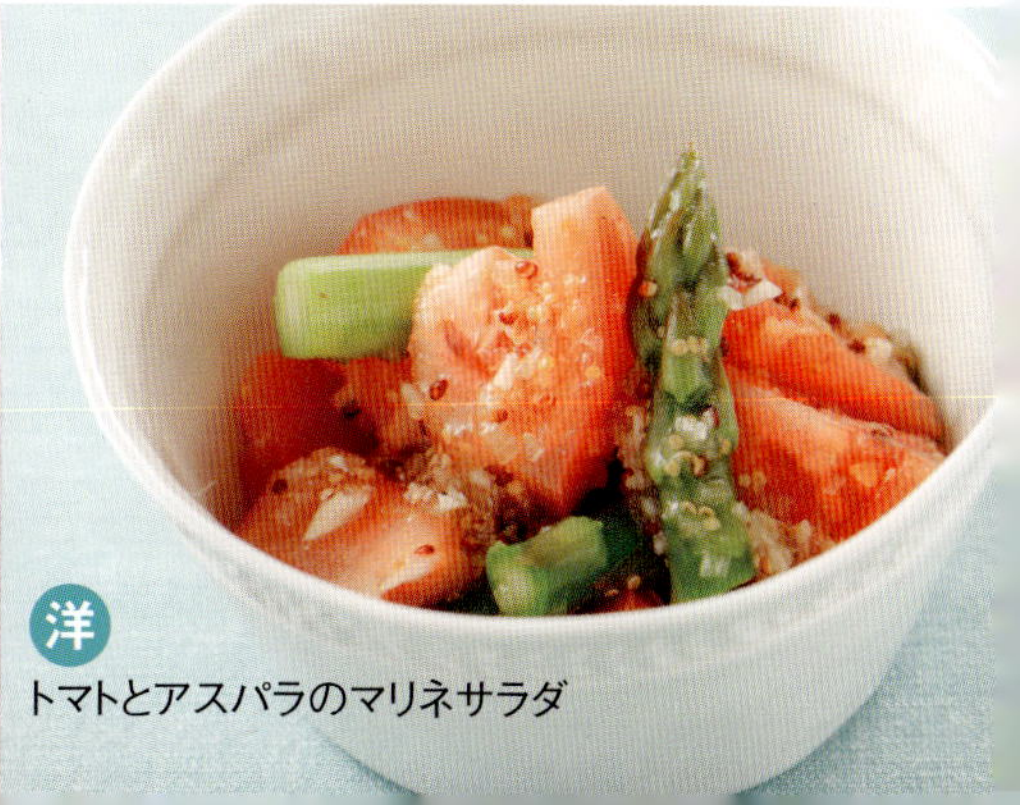

洋
トマトとアスパラのマリネサラダ

食材
&
味つけ

8つのコツで 減塩&カロリー減

塩分を排出する成分が豊富な低カロリー食材を選び、
塩分にたよらなくてもおいしく味つけすることができれば、
減塩もカロリー減も難しくありません。
そのコツは8つだけ。日々の料理にとり入れて、
減塩&カロリー減を習慣にしてしまいましょう。

酸味

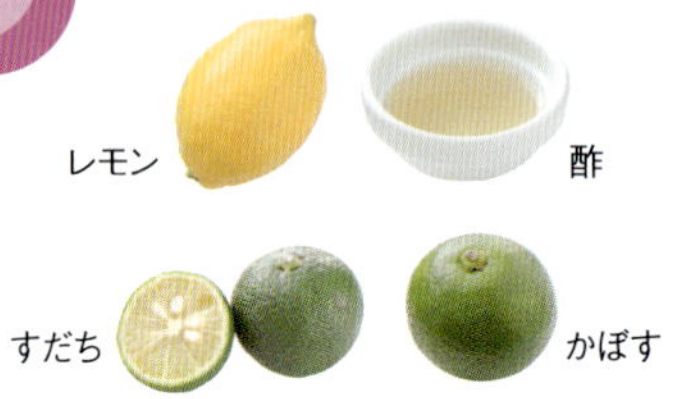
レモン
酢
すだち
かぼす

素材の味をよりおいしく

酢は料理の味を引き立てるうえ、血圧改善効果も。酸味成分の「クエン酸」は、塩分少なめの料理の塩味を強めてくれる。

▶P72

味つけ
3つのコツ

スパイス・香味野菜

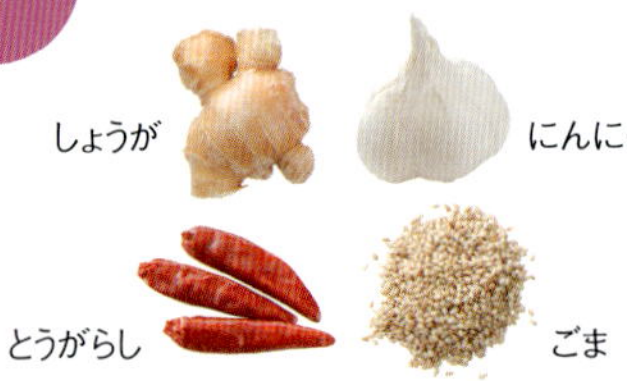
しょうが
にんにく
とうがらし
ごま

味と香りが料理のアクセントに

辛みや香りは、料理に強いインパクトを与えてくれる。薄味のものたりなさを感じさせない料理に仕上がる。

▶P74

うまみ

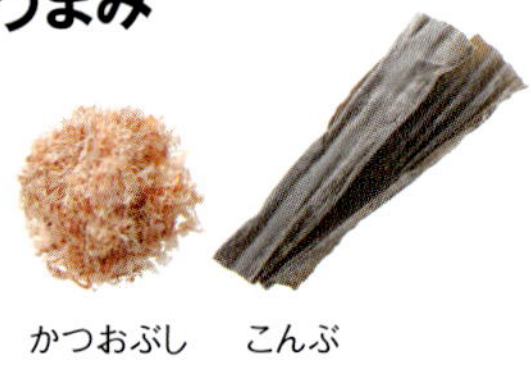
かつおぶし
こんぶ

塩分なしでもおいしい天然だし

こんぶやかつおぶしなどでとった天然だしにはうまみがたっぷり。野菜などほかの食材と組み合わせると、うまみはさらにアップする。

▶P70

食材5つのコツ

大豆・大豆製品

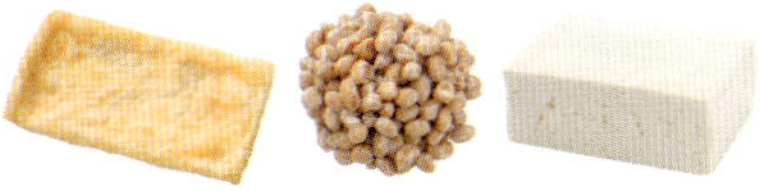

油揚げ　納豆　豆腐

血圧調整に役立つ良質なたんぱく源

血管を強くするのに欠かせないたんぱく源。低カロリーなうえ、血管の収縮に関わるカルシウムやマグネシウムも豊富。

▶P62

青背の魚

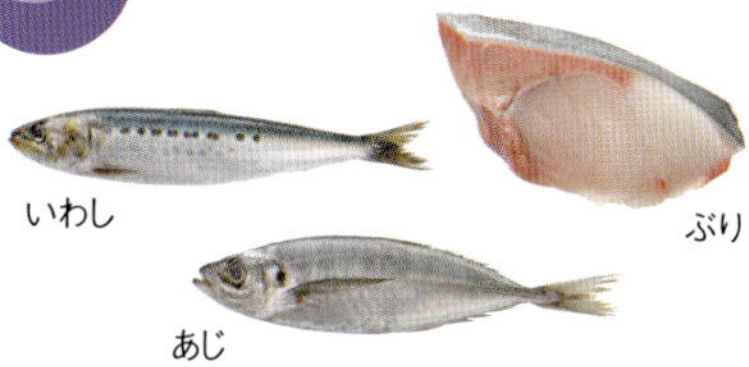
いわし
ぶり
あじ

動脈硬化防止の強い味方

青背の魚に多く含まれる不飽和脂肪酸には、コレステロール値を改善する働きがある。動脈硬化の予防につながる。

▶P64

野菜

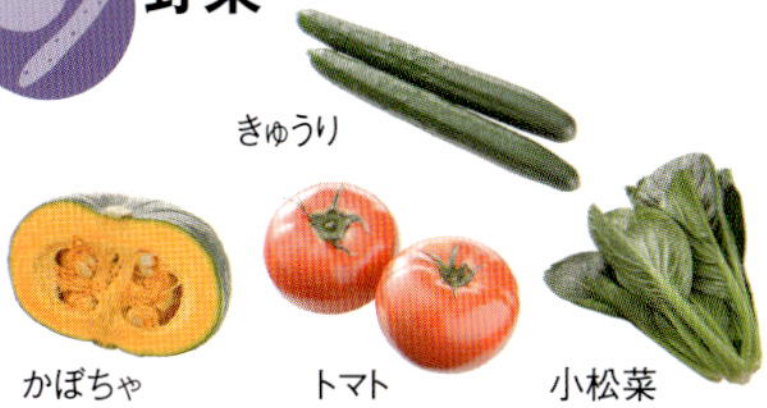
きゅうり
かぼちゃ
トマト
小松菜

塩分排出成分がいっぱい

野菜はもともと低カロリーなうえ、塩分の排出を促すカリウムや食物繊維、血管の老化を防ぐ成分が豊富に含まれている。

▶P58、60

果物

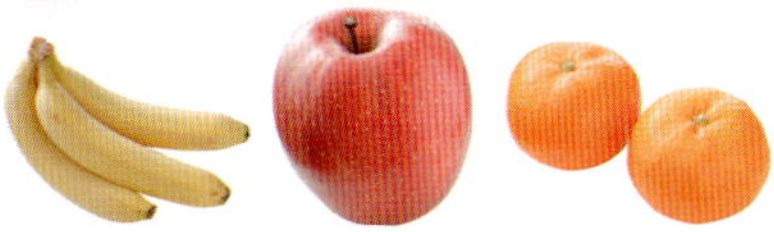

バナナ　りんご　みかん

デザートで塩分排出ができる

デザートにとり入れたい果物は、塩分を排出するカリウムや食物繊維、血管を強くする抗酸化成分も豊富。

▶P66

きのこ・海藻

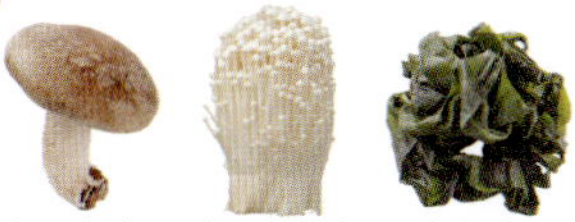

しいたけ　えのきだけ　わかめ

低カロリーでもおなかいっぱいに

食物繊維が豊富なので、低カロリーでもおなかがふくれやすい。素材自体がもつ塩分やうまみは、塩分を含む調味料なしでもおいしい料理の助けに。

▶P58

和風の満足ダイエットごはん

塩分が多いといわれる和食ですが、野菜もとり入れやすく、低カロリー。
簡単に減塩もできる優秀な食事です。

しらすとごまが塩分NOを実現

キャベツと油揚げの卵とじ定食

たれが欠かせないと思っていた納豆も、しらすやごまの力でたれいらずに。
卵料理もみそ汁も野菜がたっぷり。朝におすすめの定食です。

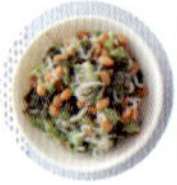

オクラとわかめのしらす納豆

材料（2人分）

オクラ……4本（40g）
わかめ（塩蔵）……30g
納豆……1パック（50g）
しらす……15g
白すりごま……小さじ2
酢……小さじ½
砂糖……ひとつまみ

つくり方

1 オクラはさっとゆでて薄い小口切りに。わかめはよく水洗いして、食べやすい大きさに切る。
2 ボウルに1と納豆、しらす、白すりごま、酢、砂糖を入れ、なじむようにさっくりと混ぜ合わせ、器に盛る。

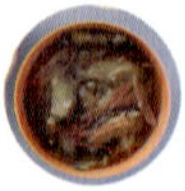

香味野菜となすのみそ汁

材料（2人分）

なす……1本（60g）
だし……1・½カップ
青じその葉……2枚
みょうが……1個（15g）
おろししょうが……小さじ1
みそ……大さじ½

つくり方

1 なすとみょうがは、縦半分に切ってから斜め薄切りに。青じその葉は細切りにする。
2 鍋にだしを入れて強火にかけ、煮立ったらなすを入れて、火が通るまで2～3分弱めの中火で煮る。
3 みそとおろししょうがを溶き入れ、みょうがを加える。みょうがが温まったら火を止め、青じその葉を加えて、器に盛る。

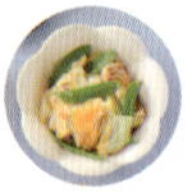

キャベツと油揚げの卵とじ

材料（2人分）

キャベツ……2～3枚（150g）
油揚げ……½枚（20g）
絹さや……20g
卵……2個
A［だし……⅓カップ
酒……大さじ1
砂糖……大さじ½
しょうゆ……小さじ2］

つくり方

1 キャベツは一口大のざく切りにする。油揚げは湯を回しかけて油ぬきし、縦半分に切ってから細切りにする。絹さやは筋をとる。卵は溶きほぐす。
2 鍋にAを入れて中火で煮立て、キャベツと油揚げを加えて蓋をして2～3分ほど蒸し煮にする。
3 キャベツがしんなりしたら絹さやを散らしてさっと煮て、卵液を流し入れる。半熟状になったら火を止め、器に盛る。

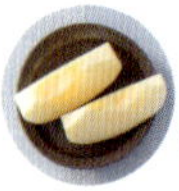

りんご

材料（1人分／2人分）

りんご……大⅓個（100g）／⅔個（200g）

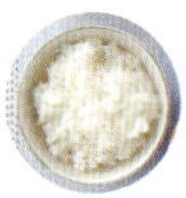

ごはん

材料（1人分／2人分）

ごはん……130g／260g

※料理名の横の や などは、P2～3で紹介したコツを示すアイコン。どのコツを使ってつくった料理かを示しています。

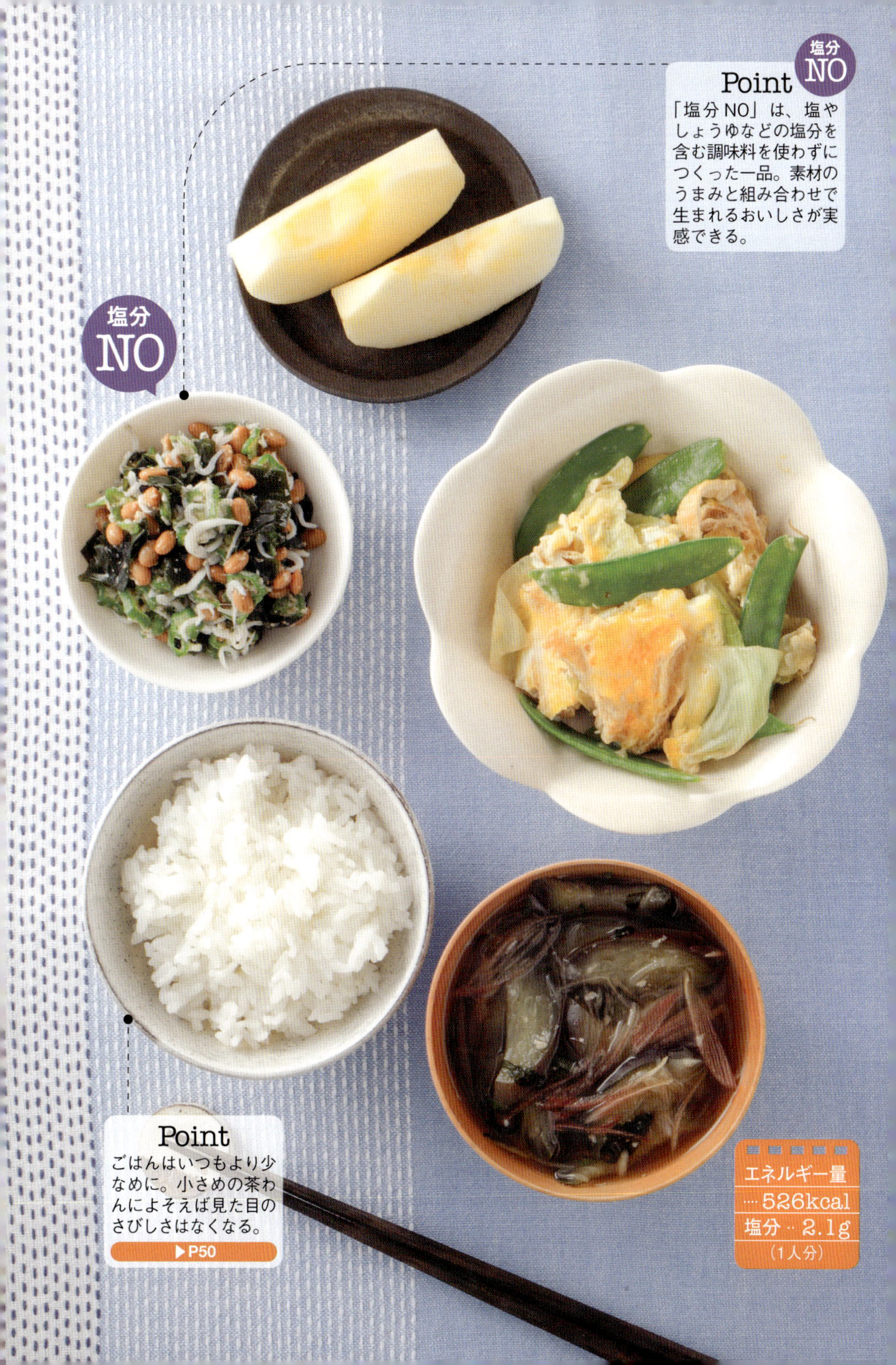

塩分
NO

Point

「塩分NO」は、塩やしょうゆなどの塩分を含む調味料を使わずにつくった一品。素材のうまみと組み合わせで生まれるおいしさが実感できる。

塩分
NO

Point

ごはんはいつもより少なめに。小さめの茶わんによそえば見た目のさびしさはなくなる。

▶P50

エネルギー量
…526kcal
塩分…2.1g
（1人分）

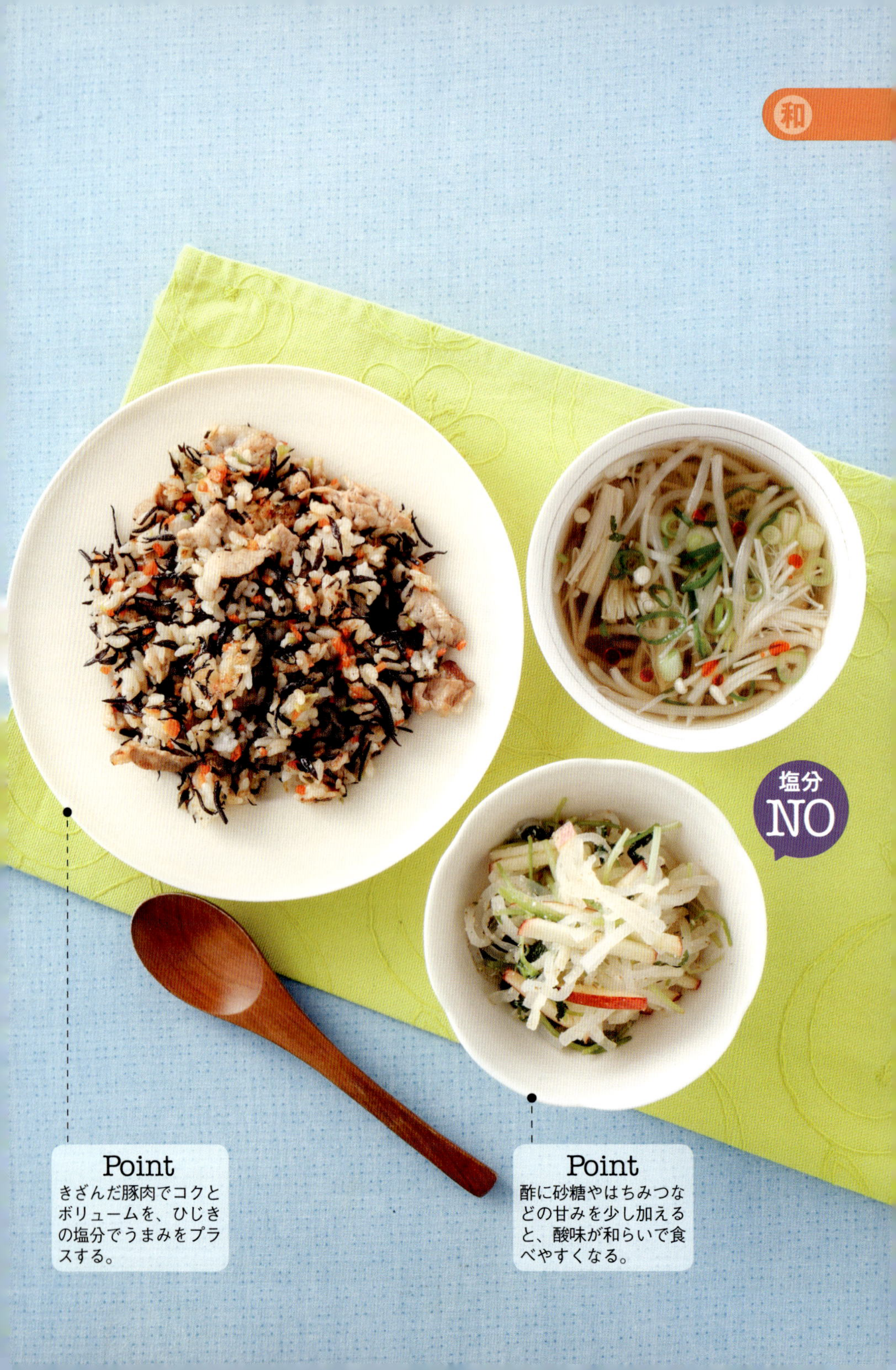

Point
きざんだ豚肉でコクとボリュームを、ひじきの塩分でうまみをプラスする。

Point
酢に砂糖やはちみつなどの甘みを少し加えると、酸味が和らいで食べやすくなる。

塩分NOでも中華風にアレンジできる

和風ひじきチャーハン

中華料理といえば油も塩分も多いイメージですが、ひじきや野菜をふんだんに使えば、
減塩・カロリーオフのチャーハンや中華風スープが楽しめます。

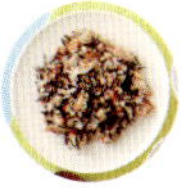

和風ひじき チャーハン

材料（2人分）

ごはん……260g
豚もも薄切り肉……160g
ねぎ……1本(60g)
にんじん……¼本(50g)
ひじき(生)……80g
ごま油……大さじ1
A しょうゆ・酒……各小さじ2
A みりん……小さじ½
A 鶏ガラスープの素……小さじ⅓

つくり方

1 にんじんは粗いみじん切り、ねぎはみじん切りに。豚もも薄切り肉は2cm幅に切る。
2 フライパンにごま油の半量を熱し、豚肉を入れてこんがりするまで炒めて一度とり出す。
3 フライパンをさっとふいて、残りのごま油を中火で熱し、ねぎ、にんじん、ひじきの順に炒め、油がなじんだら、ごはんを加えてほぐしながら炒める。
4 2の豚肉を戻し入れ、Aを加えて手早く炒め混ぜる。

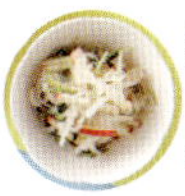

なます風あえ物

材料（2人分）

大根……5cm(120g)
りんご……¼個(60g)
三つ葉……½束(10g)
酢……大さじ2
はちみつ……大さじ½
白すりごま……大さじ1

つくり方

1 りんごは細切りにしてボウルに入れる。酢、はちみつを加え、つけておく。
2 三つ葉は3cmの長さに切って、ざるに入れておく。
3 大根を3～4cmの長さのせん切りにしてさっとゆで、ゆで汁ごと2のざるにあげて、水気をしっかり切ってからしぼる。
4 1のボウルに3を入れ、白すりごまを加えてなじむまでよくあえて、器に盛る。

Point

あえる、焼く、炒めるは塩分NO向けの調理法

水分をあまり使わない調理法だと、うまみが食材にとどまる。塩分を含む調味料なしでもおいしく感じられる。

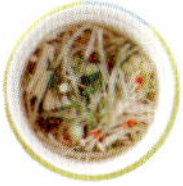

えのきともやしの 中華スープ

材料（2人分）

えのきだけ……¼袋(50g)
もやし……60g
万能ねぎ……2本(10g)
水……1・½カップ
鶏ガラスープの素……小さじ½
しょうゆ……小さじ⅔
ラー油……少々

つくり方

1 えのきだけは半分の長さに切ってほぐす。万能ねぎは小口切りにする。
2 鍋に水と鶏ガラスープの素を入れて煮立て、もやしとえのきだけを加えて2～3分煮て、しょうゆを加えて味をととのえる。
3 万能ねぎを加えてひと煮し、器に盛りラー油をたらす。

エネルギー量……533kcal
塩分……2.1g
（1人分）

和

さっぱりしたしょうが酢を活用

ぶりのさんしょう煮定食

ピリッとしたさんしょうや豆板醤《とうばんじゃん》の辛さと、塩分ゼロのしょうが酢のさわやかさの組み合わせ。
味のメリハリが利いた、ものたりなさゼロの定食です。

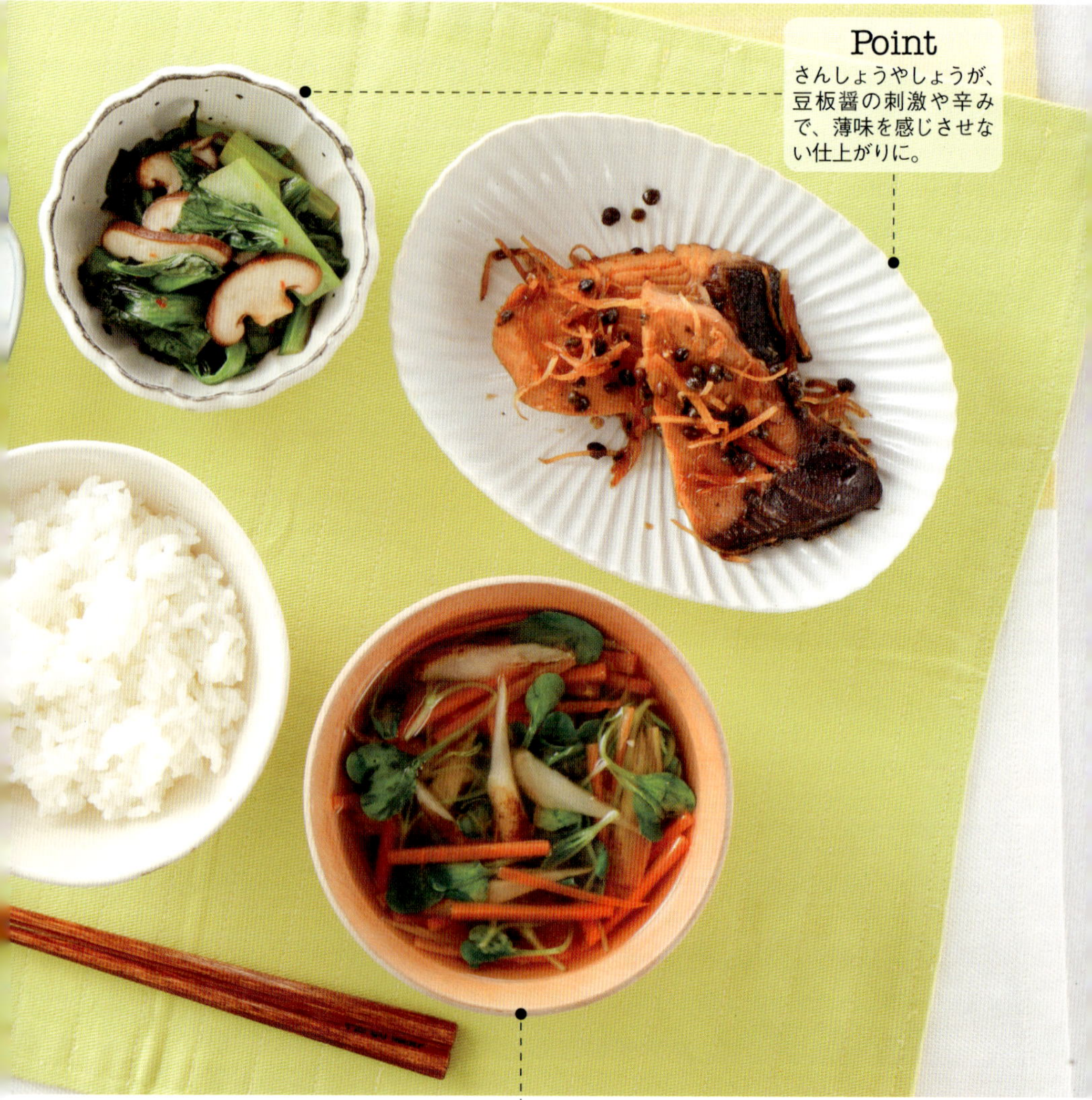

Point
さんしょうやしょうが、豆板醤の刺激や辛みで、薄味を感じさせない仕上がりに。

Point
ごぼうの風味で、みそが少なめでも風味豊かなみそ汁に。

エネルギー量 … 546kcal
塩分 … 2.4g
（1人分）

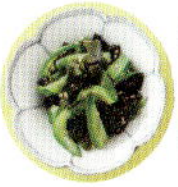

わかめときゅうりのしょうが酢あえ

材料（2人分）
わかめ（塩蔵）…………… 40g
きゅうり ………… 1本（80g）
しょうが酢（つくり方はP16）
………………… 大さじ2
白いりごま ………… 小さじ1

つくり方
1 きゅうりは縦半分に切ってから斜め薄切りにし、さっとゆでて水気をしっかりしぼる。わかめはよく水洗いして、一口大に切る。
2 ボウルにしょうが酢と1を入れてよく混ぜ、器に盛り、白いりごまをふる。

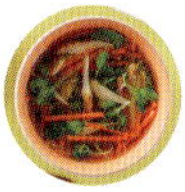

ごぼうとつまみ菜のみそ汁

材料（2人分）
ごぼう ………… ¼本（50g）
にんじん ……………… 20g
つまみ菜（または水菜や豆苗）
……………………… 20g
だし ………… 1・½カップ
みそ ……………… 大さじ½

つくり方
1 ごぼうはささがきに、にんじんはせん切りにする。
2 鍋にだしとごぼう、にんじんを入れて火にかけ、煮立ったら弱火で2～3分煮る。つまみ菜を加え、煮立ってきたらみそを溶き入れ、火を止めて、器に盛る。

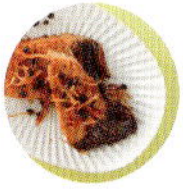

ぶりのさんしょう煮

材料（2人分）
ぶり ………… 2切れ（160g）
しょうが ………… 1かけ（10g）
A
酒 ……………… 大さじ1
水 ……………… ¼カップ
しょうゆ ………… 小さじ2
砂糖 ……………… 大さじ1
実ざんしょうの佃煮
………… 小さじ1（10g）

つくり方
1 ぶりはペーパータオルにはさんで余分な水気をとり、縦半分に切ってから2～3cm大に切る。しょうがはせん切りにする。
2 鍋に**A**を煮立て、1を入れて再び煮立ったら中火にして落し蓋をし、そのまま6～7分煮る。
3 落し蓋をとって、強火で煮からめる。煮汁がほぼなくなったら火を止め、器に盛る。

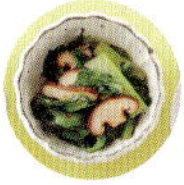

小松菜のピリ辛煮びたし

材料（2人分）
小松菜 ………… ½束（120g）
しいたけ ………… 2枚（24g）
豆板醤 ……………… 小さじ⅓
だし ……………… 大さじ3
しょうゆ・みりん … 各小さじ⅔
ごま油 ……………… 小さじ1

つくり方
1 小松菜は3～4cmの長さに切り、しいたけは薄切りにする。
2 鍋にごま油と豆板醤、小松菜の茎としいたけを入れて炒め、油が回ったらだしを入れて蓋をし、しんなりするまで1～2分蒸し煮にする。
3 しょうゆ、みりん、小松菜の葉を加え、ひと煮したら火を止めて器に盛る。

Point
塩分ゼロの調味料をつくりおきしておけば、手軽に塩分ゼロの一品ができる。
▶P16

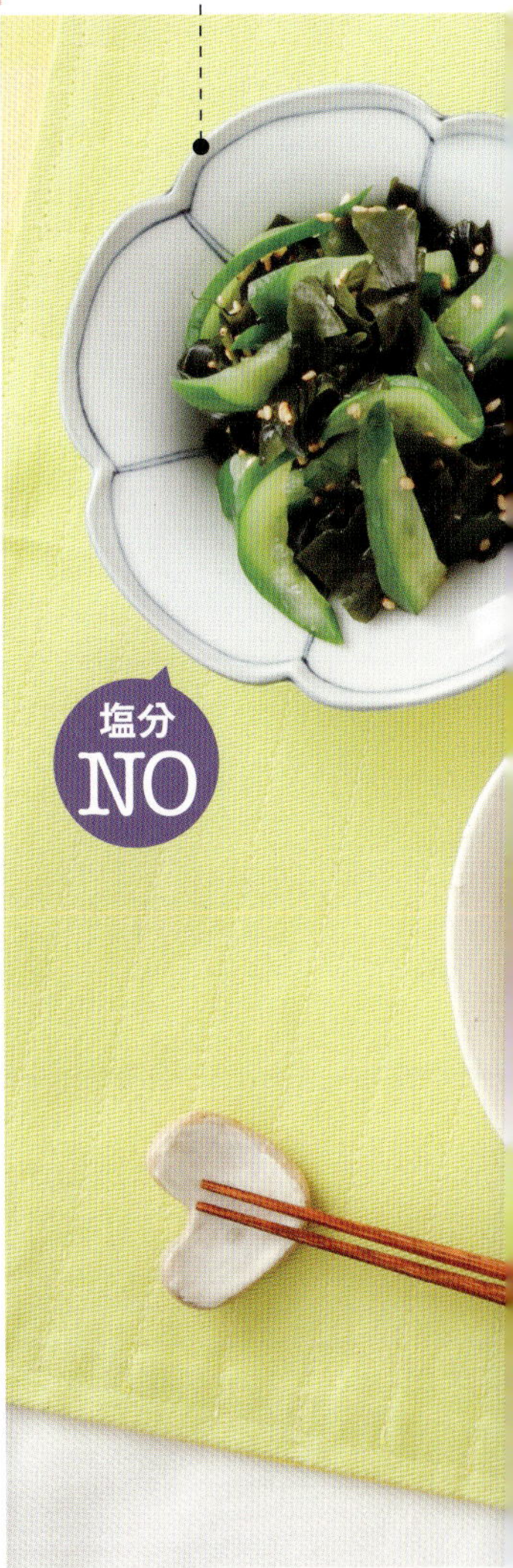

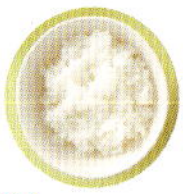

ごはん

材料（1人分／2人分）
ごはん ………… 130g ／ 260g

和

牛乳は塩分NOの強い味方

豆腐ハンバーグ定食

高血圧対策に欠かせない豆腐で、ハンバーグをボリュームアップ。
牛乳で甘みが増したかぼちゃは塩分ゼロ。カルシウムも食物繊維も豊富です。

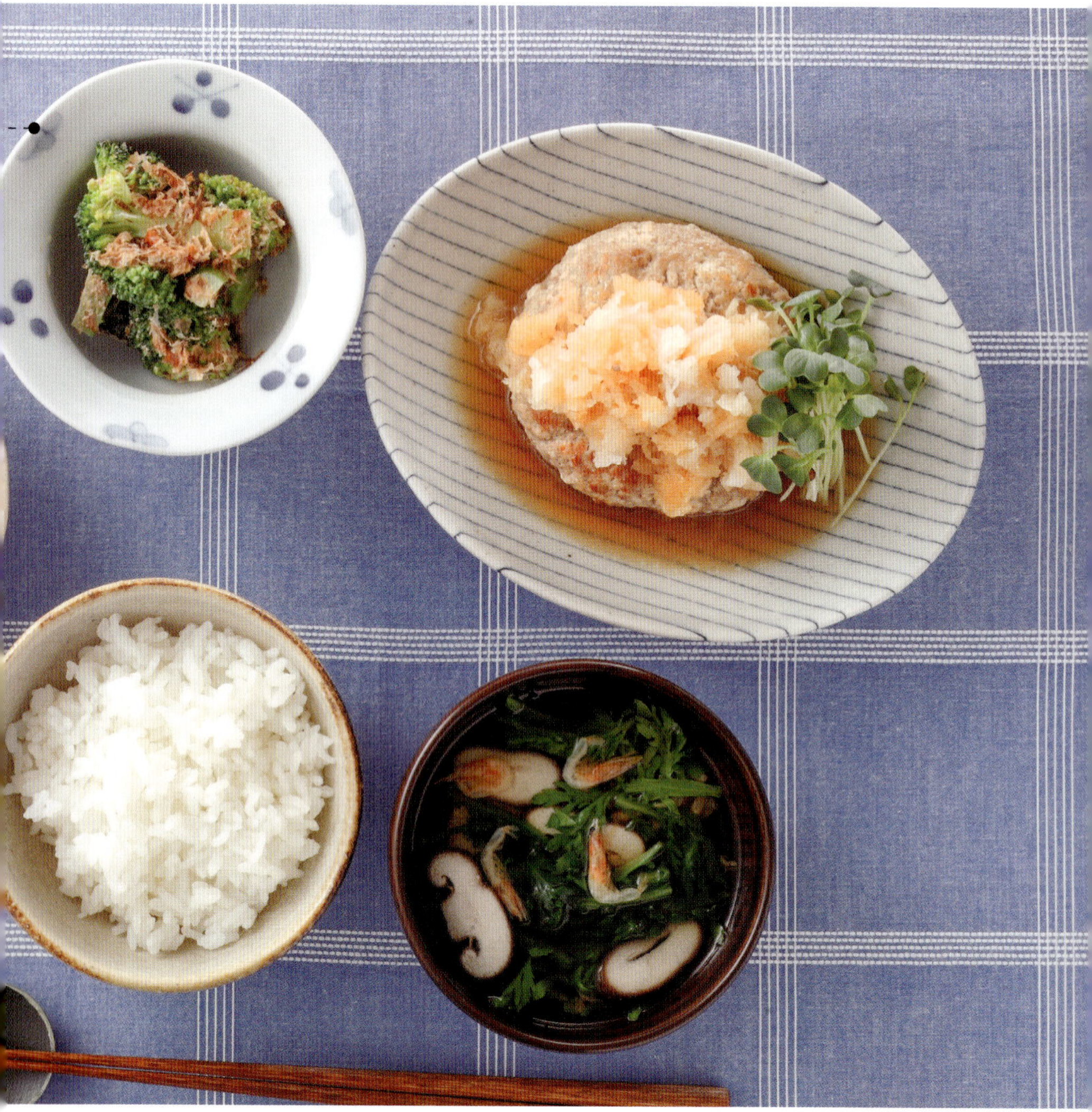

ごはん

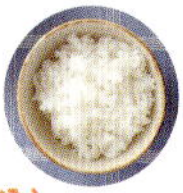

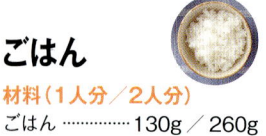

材料（1人分／2人分）

ごはん……………130g／260g

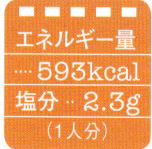

エネルギー量
…593kcal
塩分…2.3g
（1人分）

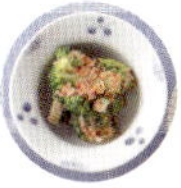

ブロッコリーのおかかマヨネーズあえ

材料（2人分）

ブロッコリー……½個（120g）
マヨネーズ……小さじ2
しょうゆ……小さじ1
かつおぶし……小1袋（3g）
七味……適宜

つくり方

1 ブロッコリーは小房にわけ、さっとゆでて水気を切る。
2 ボウルにマヨネーズとしょうゆを入れてよく混ぜ、**1**とかつおぶしを加えてあえ、器に盛る。好みで七味をふる。

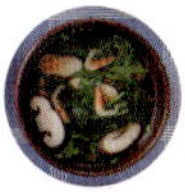

春菊と桜海老のすまし汁

材料（2人分）

春菊……40g
しいたけ……2枚（24g）
桜海老……4g
だし……1・½カップ
しょうゆ……小さじ⅔

つくり方

1 しいたけは薄切りに、春菊は3cmの長さに切る。
2 鍋にだしを入れて煮立て、しいたけ、桜海老を加えて弱めの中火で2～3分煮る。しょうゆを加えて調味し、春菊を加えてひと煮したら、器に盛る。

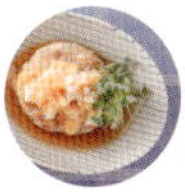

豆腐ハンバーグ

材料（2人分）

木綿豆腐……⅓丁（100g）
牛赤身ひき肉……120g
みそ・砂糖……各小さじ½
卵……½個
パン粉……大さじ1
サラダ油……小さじ1
大根おろし……120g
かいわれ菜（または水菜）……少々
A だし……大さじ3
A しょうゆ……小さじ2
A みりん……小さじ1

つくり方

1 木綿豆腐はペーパータオルに包んで、電子レンジ（600W）で3分加熱して水切りをする。
2 ボウルに牛赤身ひき肉とみそ、砂糖を入れて粘りが出るまでよく混ぜる。**1**と卵、パン粉を入れてよく混ぜて2等分し、それぞれ小判形にまとめる。
3 フライパンにサラダ油を熱し、**2**を並べ入れて2～3分焼いたら裏返す。蓋をして弱火で5～6分焼き、火が通ったら器に盛る。
4 同じフライパンに**A**を入れて煮立て、水気を軽く切った大根おろしを加えて、煮立つ直前に火を止める。**3**にかけて、かいわれ菜を添える。

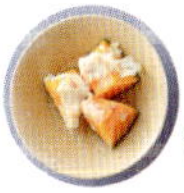

かぼちゃのミルク煮

材料（2人分）

かぼちゃ……140g
牛乳……½カップ

つくり方

1 かぼちゃは一口大に切る。
2 鍋に**1**と牛乳を入れて火にかけ、膜が張ってきたら弱めの中火にする。汁気がなくなるまで煮たら、器に盛る。

Point
マヨネーズは塩分が少ない調味料。少量づかいでコクのある一品に。

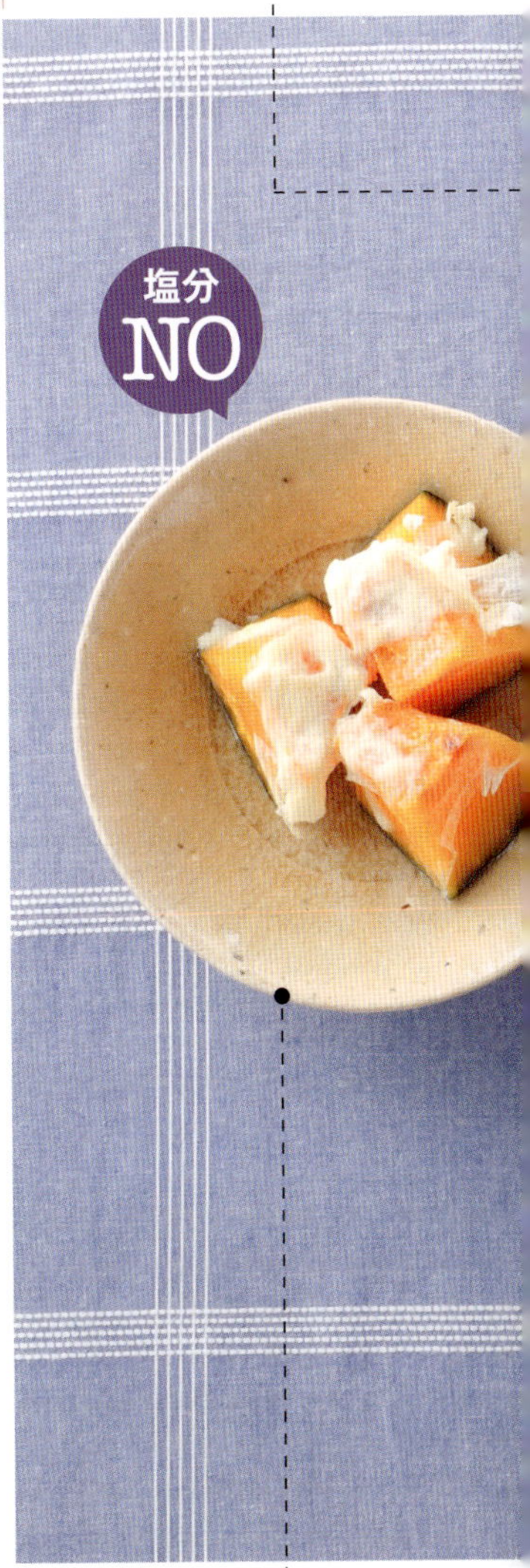

Point
牛乳は血圧を調整するカルシウムが豊富で、うまみもたっぷり。
▶P67

洋風の満足ダイエットごはん

和食は減塩・カロリー減にぴったりですが、そればかりでは飽きてしまいます。
野菜をたっぷり使えば、低カロリーでも満足できる洋食が楽しめます。

塩分NOサラダのセットでグラタンを満喫

チキンマカロニグラタンとサラダのセット

塩分や脂質が多いグラタンも、野菜やきのこを使ったり、塩分ゼロのサラダと組み合わせれば、十分楽しめます。ランチにおすすめのセットです。

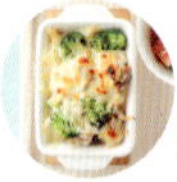

チキンマカロニグラタン

材料（2人分）

鶏もも肉 ……………… 120g
マカロニ ……………… 80g
たまねぎ ……………… 40g
マッシュルーム …… 4個（80g）
ブロッコリー ……………… 60g
オリーブ油 ……………… 大さじ½
小麦粉 ……………… 大さじ3
A
- 牛乳 ……………… 1・½カップ
- 水 ……………… ½カップ
- 顆粒コンソメスープの素 ……………… 小さじ1

ピザ用チーズ ……………… 30g

つくり方

1 鍋にたっぷりの湯を沸かし、マカロニを入れて袋の表示時間どおりにゆでる。ゆであがり1分前に小房にわけたブロッコリーを加えていっしょにゆでて、ざるにあげる。
2 たまねぎとマッシュルームは薄切りにし、鶏もも肉は小さめの一口大に切る。
3 フライパンにオリーブ油を入れ、たまねぎを炒める。たまねぎが透き通ってきたら、鶏もも肉を加えて炒める。肉の色が変わったら小麦粉をふり入れ、粉っぽさがなくなるまで炒める。
4 **A**を加えて絶えずかき混ぜながら煮立て、とろみがついたらマッシュルームを加えて弱火で4～5分煮つめる。
5 4にマカロニを加えて全体にからめ、グラタン皿に入れ、ブロッコリーとチーズをのせる。オーブントースターでチーズが溶けてこんがりと色づくまで、約10分焼く。

Point
鶏肉のうまみを減塩に活用
肉や魚、海で育った貝類や海藻にはもともと塩分が含まれている。素材のうまみもあり、減塩してもおいしく食べられる。豚ロース肉や青背の魚の脂分も、料理にコクを与えてくれる。

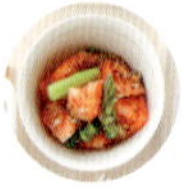

トマトとアスパラのマリネサラダ

材料（2人分）

トマト ……………… 1個（180g）
アスパラガス ……… 4本（60g）
A
- たまねぎ（みじん切り） ……………… 20g
- 酢 ……………… 小さじ2
- オリーブ油・はちみつ・粒マスタード ……………… 各小さじ1

つくり方

1 アスパラガスは下半分をピーラー（皮むき器）でむいて、3～4㎝の長さに切り、さっとゆでてざるにあげる。トマトは一口大の乱切りにする。
2 ボウルに**A**を入れてよく混ぜ、1を加えて上下によくあえる。冷蔵庫で冷やして味をなじませておき、食べる直前に器に盛る。

エネルギー量 …601kcal
塩分 … 1.5g
（1人分）

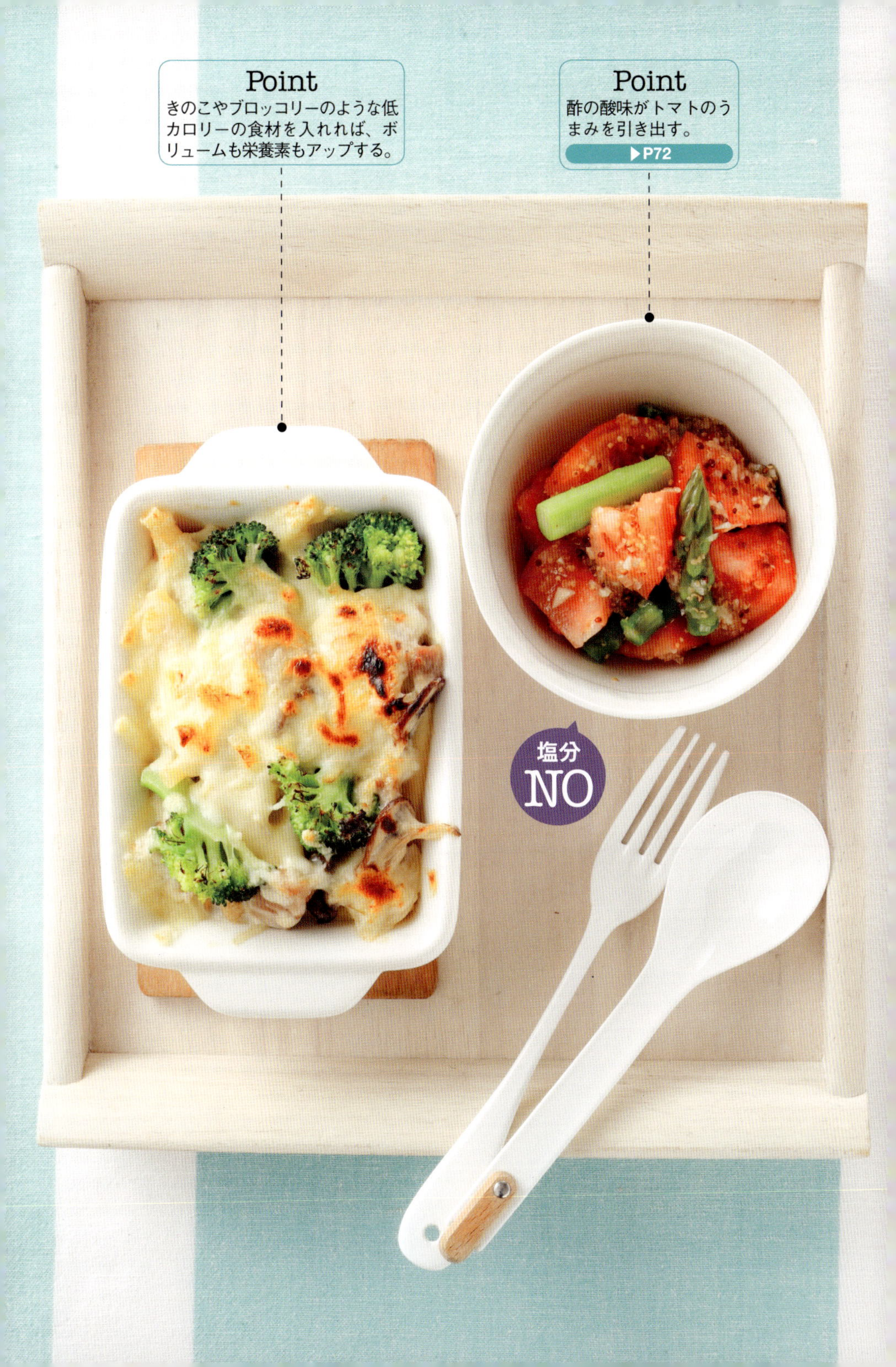

Point

きのこやブロッコリーのような低カロリーの食材を入れれば、ボリュームも栄養素もアップする。

Point

酢の酸味がトマトのうまみを引き出す。

▶P72

粉チーズで塩分NOでも満足感

スパニッシュオムレツセット

洋

野菜たっぷりのオムレツと、簡単にできる塩分NOのミニトマトのグリル。
パンといっしょに朝食におすすめです。

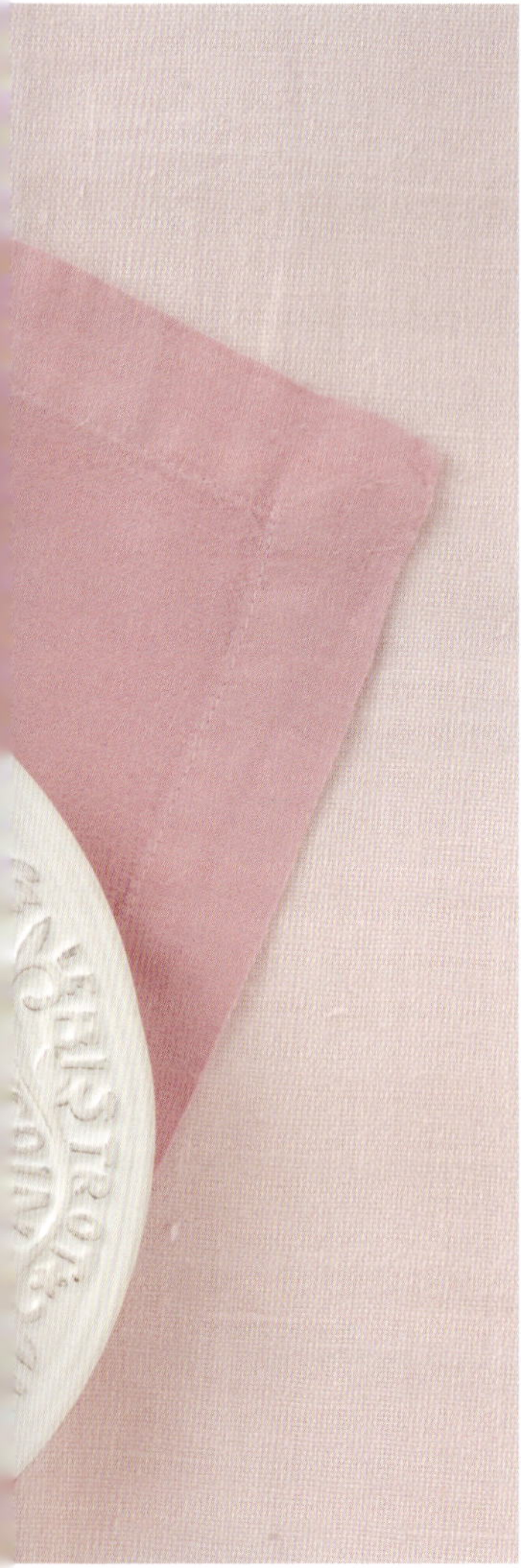

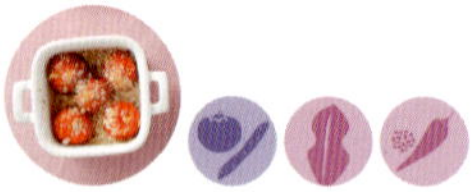

ミニトマトのグリル

材料（2人分）

ミニトマト………10個（100g）
粉チーズ…………………… 大さじ１
パン粉……………………… 小さじ２
こしょう………………………… 少々

つくり方

1 ミニトマトはヘタをとる。
2 耐熱用のグラタン皿に1をのせ、パン粉と粉チーズ、こしょうを混ぜて上にかけて、オーブントースターで約５～６分焼く。

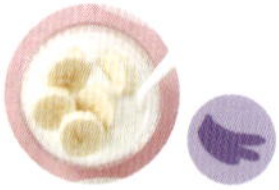

バナナヨーグルト

材料（2人分）

プレーンヨーグルト…… 200g
バナナ…………………… 1本（80g）
はちみつ………………… 小さじ2

つくり方

器にヨーグルトを入れ、輪切りにしたバナナをのせて、はちみつをかける。

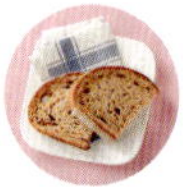

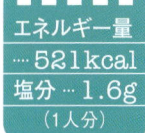

胚芽パン

材料（1人分／2人分）

胚芽パン……60g／120g

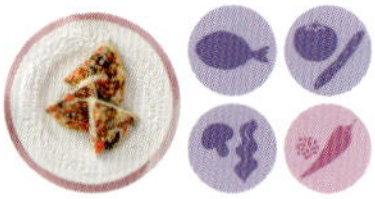

スパニッシュオムレツ

材料（2人分）

ツナ（水煮缶）…… 小１缶（70g）
たまねぎ……………………… 30g
なす………………………… １本（60g）
赤パプリカ………… ½個（60g）
エリンギ………… 小１本（40g）
卵………………………………… ２個
パセリ（みじん切り）…… 大さじ1
マヨネーズ……………… 小さじ2
塩・こしょう………………… 少々
オリーブ油……………… 大さじ1

つくり方

1 たまねぎはみじん切りに、なす、赤パプリカ、エリンギはそれぞれ１cm角に切る。ツナは汁をきっておく。
2 大きめのボウルに卵を割りほぐし、パセリ、マヨネーズ、塩、こしょうを加えてよく混ぜ合わせておく。
3 フライパンにオリーブ油の半量を熱し、野菜とエリンギを加えて全体に油がなじんだら、ツナを加えさらに炒める。熱いうちに2に加えて混ぜる。
4 フライパンに残りのオリーブ油を入れて熱し、3を入れて形を整えながら両面がこんがりと色づく程度に焼く。食べやすい大きさに切りわけて、器に盛る。

エネルギー量
…521kcal
塩分…1.6g
（1人分）

Point

白いパンではなく胚芽パンを選べば、塩分排出に役立つ食物繊維もとれる。

▶P53

Point

果物は、食べたあとすばやくエネルギー源になる。朝食でとるのがおすすめ。

▶P66

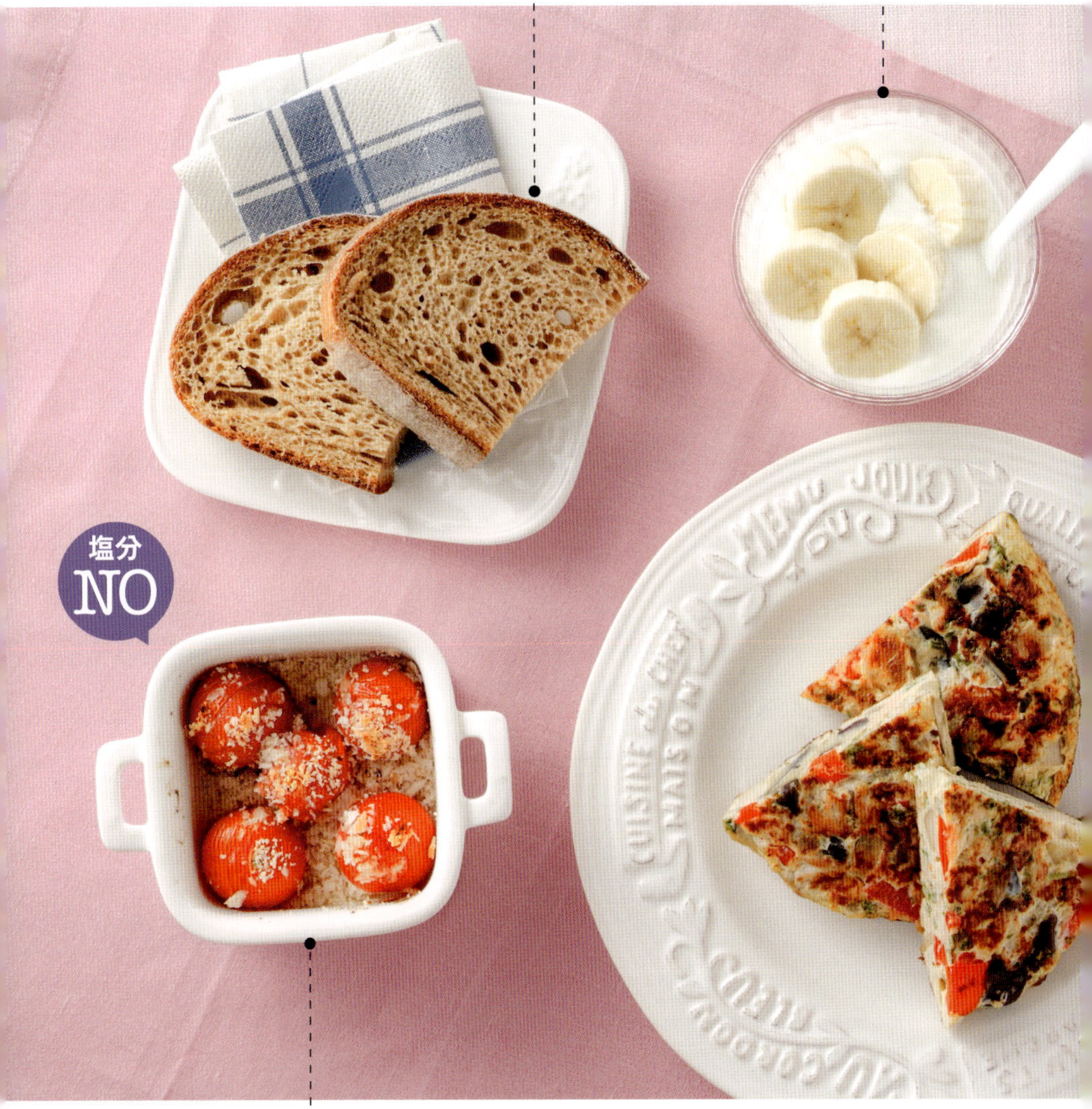

Point

トマトやチーズにはうまみ成分「グルタミン酸」がたっぷり含まれている。

▶P70

しょうが酢で手軽に塩分NOおかず

塩分NOを手軽に実践するには、塩分ゼロの万能調味料の活用がおすすめです。
しょうが酢は、こんぶのうまみ、しょうがのアクセントが利いた、
高血圧対策にぴったりの調味料。つくりおきして活用しましょう。

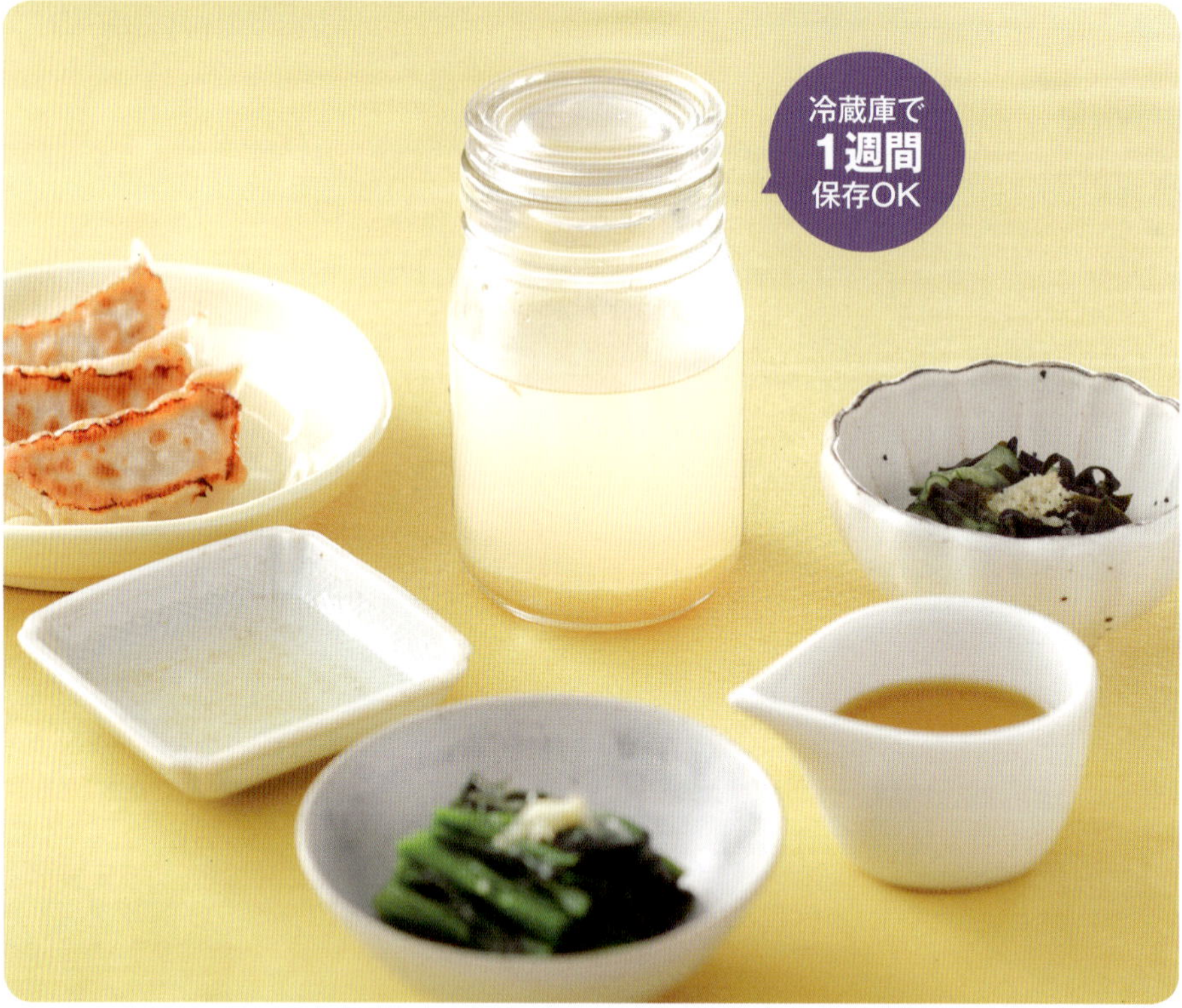

しょうが酢

材料（つくりやすい分量）

- 米酢 …………………………… ½カップ
- こんぶ …………………………………… 5g
- しょうが …………… 1かけ（10g）
- 砂糖 ……………………………… 大さじ2

つくり方

1 米酢に、適当な大きさに刻んだこんぶを入れ、2〜3時間つけておく。

2 こんぶをとり出して、おろしたしょうがと砂糖を加えて混ぜる。

こんな使い方もおすすめ

- 同量のオリーブ油と混ぜて、ドレッシングに
- 青菜のおひたしにかけて
- ぎょうざのたれのかわりに
- わかめときゅうりにかけて酢の物風に

P9で紹介した、わかめときゅうりのしょうが酢あえのようなあえ物はもちろん、かけたり、つけたり、ドレッシングがわりに……と、さまざまな使い方ができる。

はじめに

「高血圧だとずっといわれているけれど、生活を変えたくない」
「降圧薬を飲んでいるから、生活はそのままでよい」と、考えていませんか。
高血圧は、あなたのこれまでの「生き方」がもたらしたものです。
ほうっておくと、血管がどんどんいためつけられ、
命に関わる病気につながりかねません。
薬だけで血圧を下げても、薬をやめれば再び上がってきます。
それは、高血圧をまねく「生き方」が変わっていないからです。

どんなに長く続いた高血圧も、生き方、つまり生活を変えれば治ります。
生活改善のポイントは、「減塩・カロリー減・運動」の3つだけです。
本書では、すぐにはじめられる生活改善のコツを紹介しています。
〝減塩〟どころか、〝塩分なし〟でもおいしい料理のレシピも用意しました。
血圧を下げて長生きするために、すぐにでもとり組んでください。
本書が皆様のお役に立つことを願っています。

新小山市民病院　理事長・病院長
島田和幸

目次

Part 3
〝血管を鍛える運動〟で血圧を下げる

Part 1 生き方を変えれば血圧は下がる

Q

症状もないし、減塩食はまずいから、何もしていません。大丈夫でしょうか？

A

放置すると突然死の危険大。糖尿病や脂質異常症にもつながります。

　血圧が高いだけでは、ほとんど症状は起こりません。そのため、医師に「塩分を控えましょう」「減量しましょう」など指導されてもピンとこないかもしれませんが、ほうっておくのは危険です。今の生活を続けていると血圧がさらに高くなり、重大な病気を引き起こす危険が大きくなるからです。

　血圧とは、心臓から全身へと送り出された血液が血管壁を押す力のことです。血圧が高くなると、強い圧力がかかり続けるため、血管壁が傷つきます。すると、「動脈硬化（P44参照）」が進行し、血管がつまったり破れたりして、さまざまな合併症を引き起こします。

　脳の血管がつまれば「脳梗塞《のうこうそく》」に、心臓の血管がつまれば「心筋梗塞」に、というように、命に関わる病気に見舞われることもあるのです。

　また、高血圧のある人は「糖尿病」や「脂質異常症」などの生活習慣病を合併しやすいこともわかっています（P30参照）。これらの病気が重なるほど動脈硬化が進行し、脳梗塞や心筋梗塞などを発症するリスクも高まります。

　高血圧はさまざまな病気につながる危険な窓口といえます。

Dr.アドバイス

少しでも症状があればすでにかなり危険な状態

　血圧が高いというだけでは自覚症状が現れない、ということは、逆をいえば、自覚症状が現れた時にはすでに何らかの病気が進んでいる可能性があります。「いつもと違うしびれがある」「胸がしめつけられるように痛む」などの症状は、重大な病気の予兆、いわば「警告症状」です（P106参照）。自覚症状がある時は、放置せずに病院へ。

高血圧をほうっておくと全身に合併症が現れる

血圧が高くても、最初は自覚症状がない。
しかし、徐々に全身の血管が
傷つけられていく。

症状なし

血圧が高い状態が続く

心臓から送り出される血液量が増えたり、血液が血管を流れにくくなったりすると、血管の壁に強い圧力がかかるようになる。

↓

血管が傷ついていく

強い圧力がかかり続けると、血管の壁が硬くもろくなったり、厚くなったりする（動脈硬化）。

▶P44

↓

全身にさまざまな合併症を引き起こす

血管の内腔《ないくう》に血のかたまり（血栓《けっせん》）がつまったり、血管が破れたりして、さまざまな合併症が現れる。

脳
▶P124
脳卒中、認知症

目
▶P123
高血圧性網膜症《もうまくしょう》

心臓
▶P122
心筋梗塞、狭心症

血管
▶P122
閉塞性動脈硬化症

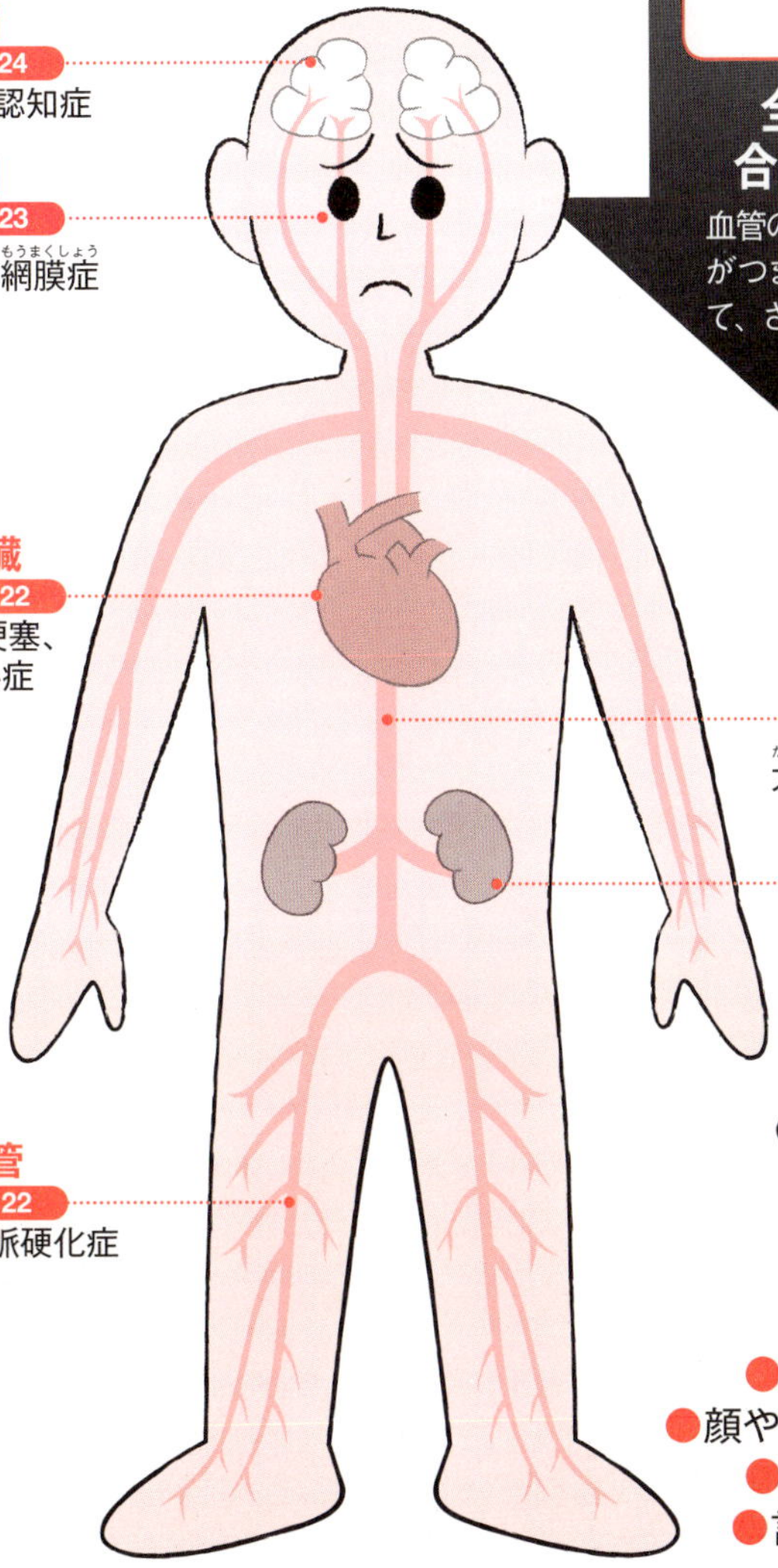

血管
▶P123
大動脈瘤《だいどうみゃくりゅう》、大動脈解離

腎臓
▶P125
慢性腎臓病

命に関わる症状
▶P106

- 胸の激しい痛み
- 激しい頭痛やはき気
- 顔や手足の片側だけ動かない
- 体の片側がしびれる
- 言葉がうまく話せない

Q

「血圧は高めでも大丈夫」とニュースで聞きましたが、本当でしょうか？

A

いいえ。自分に厳しく、低いほうの基準を目標にするべきです。

２０１４年、日本人間ドック学会が高血圧の〝新基準〟を発表しましたが、広く使われている日本高血圧学会の「高血圧治療ガイドライン」の基準値より少し高かったので混乱が生じました。

高血圧治療ガイドラインでは、世界的な基準と同様、「収縮期血圧140㎜Hg以上または拡張期血圧90㎜Hg以上」を高血圧と分類しています。統計上、この基準に当てはまると、心血管病（心臓や血管の病気）の発症リスクが上がることから、この数値に決められています。

一方、日本人間ドック学会の基準は、健康な人の検査値を統計的に解析して、どの範囲の血圧値の人が多かったかという方法で決められたものです。基準の決め方が異なることもあり、値は高血圧の基準値よりも高くなりましたが、その差はせいぜい10㎜Hg弱。どちらが正しいかといった議論は、専門家に任せておけばよいのです。

確かなのは、血圧は低いほうが健康によいということです。降圧薬を使わず生活習慣の改善で血圧を下げる限り、不健康なほどに下がる心配はありません。自分に厳しく、低いほうの基準を目標に血圧を下げる努力をしてください。

Dr.アドバイス

正常域でも正常高値血圧の場合は要注意

140／90㎜Hg未満は「正常域血圧」と定められていますが、〝139㎜Hgだから安心〟というわけではありません。

正常域血圧は、血圧値によって3つに分類されていますが（P25参照）、このうち130／85㎜Hg以上の「正常高値血圧」の段階から心血管病の発症リスクが高まることがわかっています。すぐに生活習慣の改善が必要です。

高血圧とは140／90mmHg以上のこと

日本高血圧学会の定めている血圧値の分類。
医療機関で測定する血圧（診察室血圧）で分類されており、
収縮期血圧140mmHg以上、または拡張期血圧90mmHg以上が高血圧。

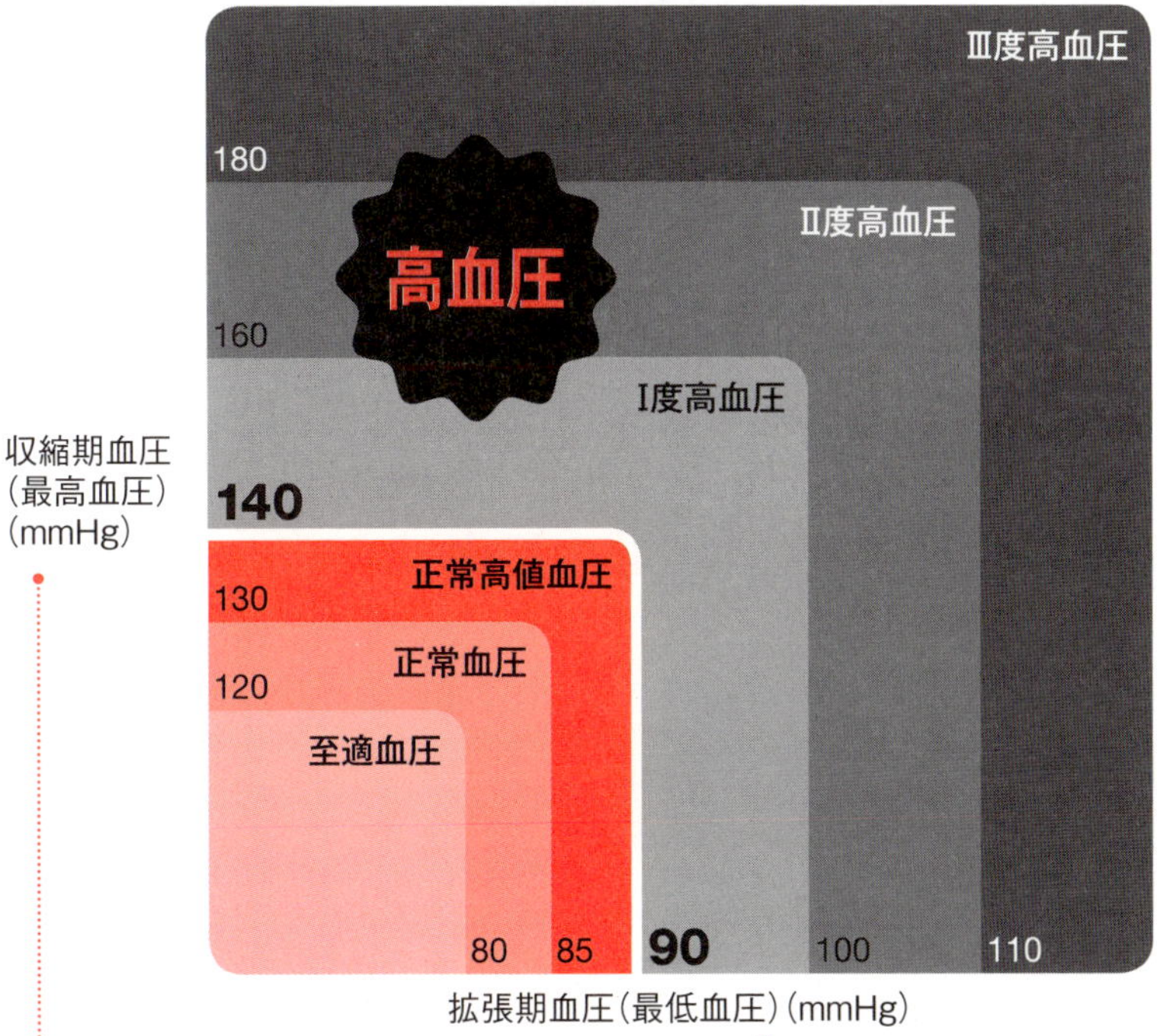

●「高血圧治療ガイドライン2014」（日本高血圧学会）より作成

収縮期血圧とは？

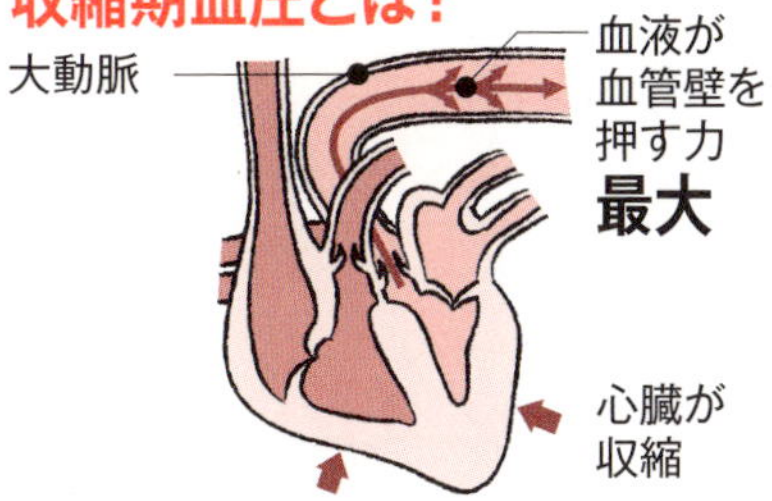

心臓が収縮して血液を大動脈から全身に送り出す時、血管の壁に最も大きな力がかかる。その際に血管壁にかかる圧力が、収縮期血圧。

拡張期血圧とは？

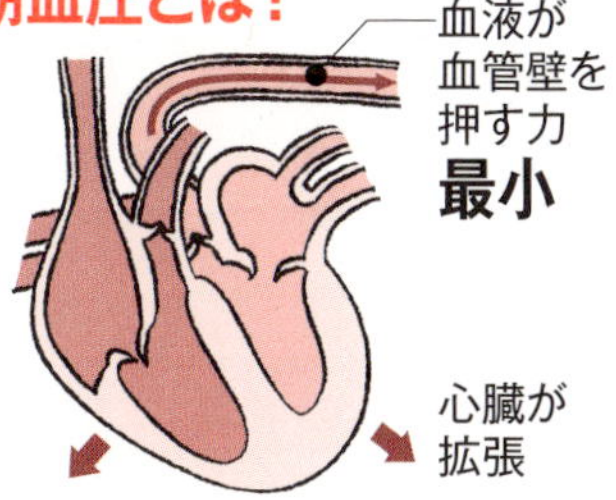

心臓が拡張すると、全身から血液が流れ込むと同時に、大動脈にたまっていた血液が全身に送り出される。その時に血管壁にかかる圧力が、拡張期血圧。

Q

降圧薬を飲んでいるから、今までと同じ生活でも大丈夫ですよね?

A

生活を変えなければ、高血圧は一生治りません。

血圧を下げる効果の高い薬はたくさんあるので、現在は薬を飲んで血圧を下げるという治療が主流です。ただ、薬をやめるとまた血圧は高くなってしまいます。なぜでしょうか。

血圧が高くなる原因は大きくわけて3つあります。年齢、体質、生活習慣です。このうち、加齢による変化（下記グラフ参照）、高血圧になりやすい体質は変えられません。変えられるのは、生活習慣だけです。

しかし、多くの患者さんは生活習慣を変えることなく薬を飲んでいるため、薬をやめると血圧が元に戻ってしまいます。この高血圧になりやすい生活習慣を続けていると、糖尿病や脂質異常症といったほかの生活習慣病にもなりやすく、動脈硬化が進行してしまいます。

薬を必要に応じて一時的に使うのはよいのですが、そもそも薬で血圧を下げ続けること自体が不自然です。よほど血管が傷んでいない限り、薬をやめても生活習慣の改善ができていれば、血圧が下がった状態を保つことができます。

今まで薬物療法の〝おまけ〟のような扱いだった生活習慣の改善こそが、実は最も効果的な治療法なのです。

高血圧は50代以降に急増する

高血圧の推定患者数。
男女とも、加齢とともに患者数が増加している。

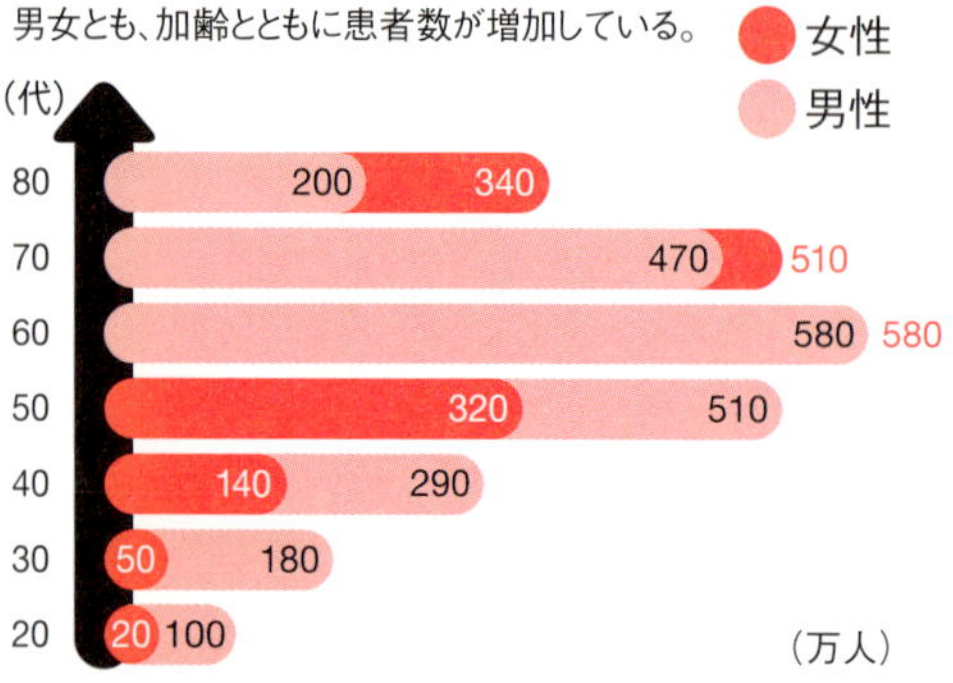

●「NIPPON DATA2010」（厚生労働省）および「国勢調査（2010年）」（総務省）より推計

血圧は年齢・体質・生活習慣で高くなる

高血圧のほとんどは、年齢、体質、生活習慣の要因が重なって起こる。
この3要因のうち、生活習慣のみが自分の力で改善できる。

血圧を上げる3つの敵

年齢

加齢に伴い、血管の弾力性が失われ、硬くもろくなっていく。この〝血管の老化（動脈硬化、P44参照）〟によって、血圧は上がっていく。

変わらない

体質

塩分の影響で血圧が上がりやすい（食塩感受性が高い）体質など、遺伝的な要因も関係する。親や親族に高血圧の人が多い場合、体質を受けついでいる可能性がある。

変わらない

生活習慣

- 塩分のとりすぎ
- 食べすぎ
- 肥満
- 運動不足
- お酒の飲みすぎ
- ストレス
- 喫煙

特に塩分のとりすぎ、食べすぎ、肥満、運動不足は、血圧を上げる大きな要因。

変えられるのは生活習慣だけ

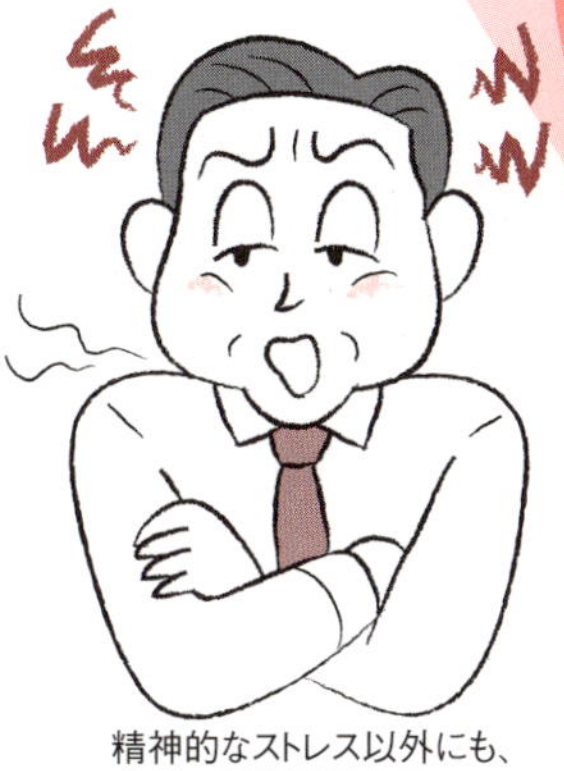

精神的なストレス以外にも、
疲労や睡眠不足などの
身体的なストレスも血圧を上げる要因に。

Q

本当に減塩すれば血圧が下がるんですか？

A

1日あたり1gの減塩をすれば、血圧は約1mmHg下がります。

血圧を下げるためにすぐにできること、そのひとつは「減塩」です。

食生活では、カロリーのとりすぎも問題ですが、特に高血圧との関わりが深いのは塩分のとりすぎです。食塩の主成分はナトリウムです。ナトリウムを多くとりすぎると、体内のナトリウム濃度を下げるために血液量が増えて、その結果、血圧が上昇します。また、ナトリウムが交感神経を刺激することによっても血圧が上がります（P29参照）。

日本人は平均的に1日あたり約10gの食塩を摂取していますが、正常範囲の血圧を保つ点から考えると多すぎます。高血圧の人は、1日の食塩摂取量を6g未満に抑えるのが目標です（P48参照）。

〝薄味の食事なんて味気ない〟などの理由で挫折してしまう人もいますが、すぐに慣れます。また、天然だしやスパイスを使うなど、ちょっとした工夫で、食塩に負けないおいしさを生み出すこともできます（P68参照）。

1日に1g減塩するごとに、収縮期血圧が約1㎜Hg低下するという報告もあります。確実に血圧を下げる効果があるのですから、まずは減塩にとり組んでください。

Dr.アドバイス

子どももいっしょに減塩すれば将来の高血圧予防に

〝1人分だけ減塩食をつくるのは大変〟という声をよく聞きますが、これを機に、家族全員で減塩にとり組みましょう。

日本では、子どものころから塩分の摂取量が多い傾向があります。幼少期から薄味に慣れておくと、長期的にみて血圧上昇防止につながる、つまり、将来の生活習慣病予防に役立つことがわかっています。

とりすぎた塩分が血圧を上げる

塩分をとりすぎると、
食塩の主成分である
ナトリウムが作用し、
血圧が上がる。

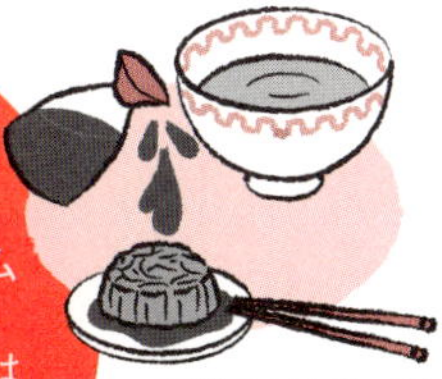

習慣でかけているしょうゆ、
飲みほしているラーメンのスープが、
血圧を上げる原因に。

塩分をとりすぎる

通常、血液中のナトリウム濃度は一定に保たれ、余分なナトリウムや水分は尿として排泄される。塩分のとりすぎでナトリウムが増えすぎてしまう。

↓

血液中のナトリウム濃度が上がる

血液のナトリウム濃度を下げようと血管内に周りの水分が引き込まれる。また、のどがかわいて水分を多くとるように。

↓

血液量が増える

水分が血管内に増え、血液量が増加する。心臓は、増えた血液を押し出そうと力強く拍動する。

交感神経が刺激される

ナトリウムは、血圧を上げる方向に働く「交感神経（P98参照）」を刺激する。

↓

血管や心臓に作用する

交感神経が刺激されると、血管が収縮。心臓の筋肉を強く収縮させ、心拍数を増やす。血液の粘度が増し、血流は悪化する。

血管の壁に入り込む

とりすぎたナトリウムは、血管壁の細胞に入り込んでいく。

↓

血管が硬くなる

ナトリウムが血管壁に蓄積して血管が硬くなり、動脈硬化に。血管が硬くなると血圧はさらに上がる。

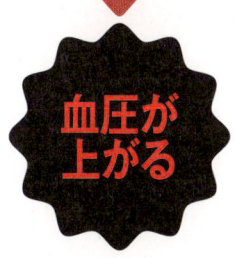

↓

血圧が上がる

Q

糖尿病もあるし、いろいろな治療をしなければいけなくて大変です……。

A

どちらの病気も根本は同じ。減量すれば両方よくなります。

高血圧と糖尿病、2つの治療をするのは複雑に思われるかもしれませんが、実はいたってシンプルです。

「糖尿病」とは、血液中のブドウ糖（血糖）が増えすぎた状態が続く病気です。高血糖が続くと全身の血管が傷ついて、さまざまな合併症を引き起こします。

糖尿病の原因は、年齢や体質、何より生活習慣です。高血圧や、血液中の脂質のバランスが崩れる「脂質異常症」の原因も同じです。つまり、これらの病気は共通する土台から発症していて、たまたま高血圧が先に出るなど、現れ方に個人差があると考えられます。

生活習慣のなかでも「肥満」は、すべてに悪影響をおよぼします。特に、内臓脂肪が蓄積した状態（内臓脂肪型肥満）はよくありません。高血圧、高血糖、脂質代謝異常を呼ぶとともに、内臓脂肪型肥満がもとにある「メタボリックシンドローム（メタボ）」（P31参照）は、心筋《しんきん》梗塞《こうそく》や脳卒中などのリスクを高めます。

肥満を解消すれば、高血圧も高血糖も脂質異常症も解決します。ひとつがよくなれば、ほかの病気もよくなります。積極的に生活習慣の改善にとり組むことが大切なのです。

Dr.アドバイス

肥満とはBMIが25以上の状態

肥満とは、下記の式で求められるBMIが25以上の状態を指します。まずは自分が肥満かどうか確認してみましょう。BMI22が、統計的に最も病気を発症しにくい状態だとされています。

BMI（体格指数）＝
体重（kg）÷身長（m）÷身長（m）

例えば、体重75kg、身長165cmの場合、BMIは75÷1.65÷1.65≒27.5で肥満。

内臓脂肪は高血圧、高血糖、脂質代謝異常を呼ぶ

メタボリックシンドローム（メタボ）は内臓の周囲に脂肪が蓄積した状態。
蓄積した内臓脂肪が、体にさまざまな悪影響をおよぼす。

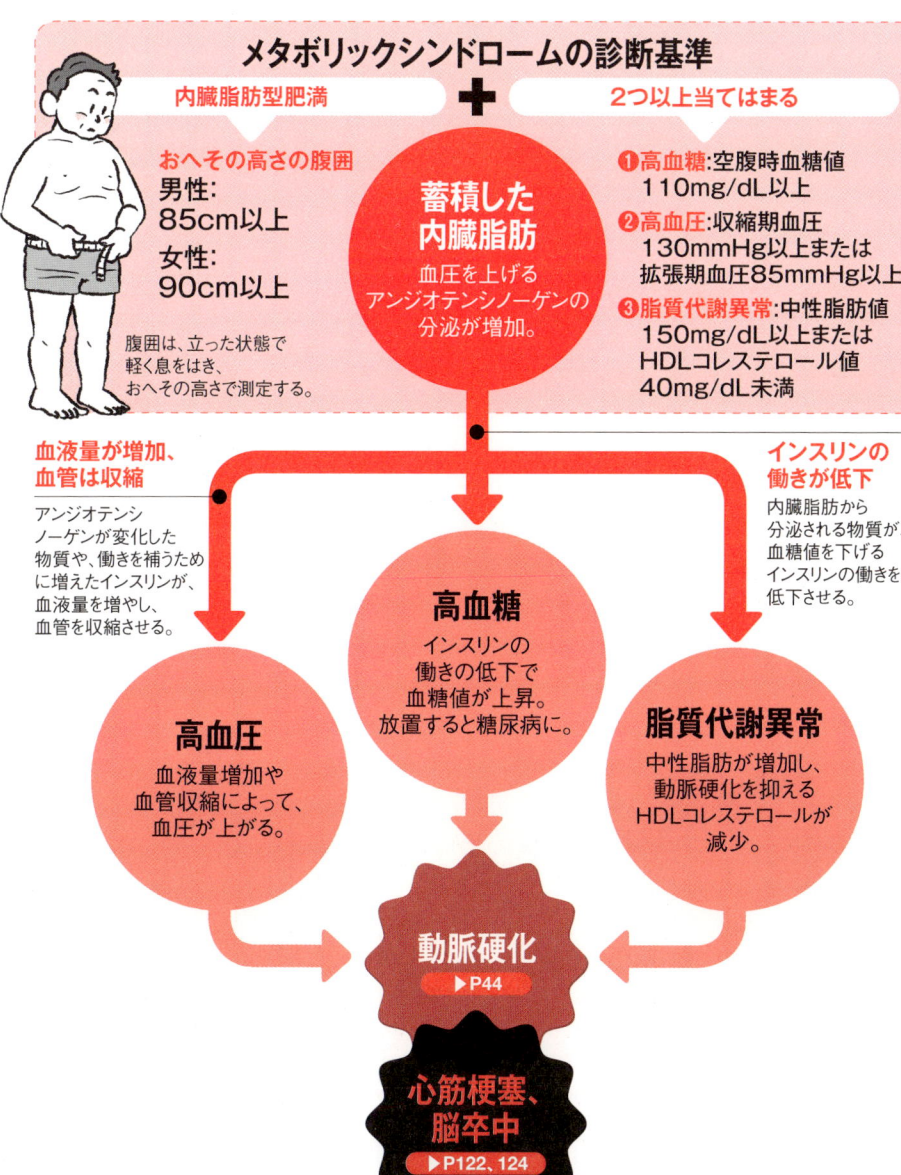

メタボリックシンドロームの診断基準

内臓脂肪型肥満

おへその高さの腹囲
男性：
85cm以上
女性：
90cm以上

腹囲は、立った状態で
軽く息をはき、
おへその高さで測定する。

＋

2つ以上当てはまる

❶高血糖：空腹時血糖値
110mg/dL以上
❷高血圧：収縮期血圧
130mmHg以上または
拡張期血圧85mmHg以上
❸脂質代謝異常：中性脂肪値
150mg/dL以上または
HDLコレステロール値
40mg/dL未満

蓄積した内臓脂肪

血圧を上げる
アンジオテンシノーゲンの
分泌が増加。

血液量が増加、血管は収縮

アンジオテンシ
ノーゲンが変化した
物質や、働きを補うため
に増えたインスリンが、
血液量を増やし、
血管を収縮させる。

インスリンの働きが低下

内臓脂肪から
分泌される物質が、
血糖値を下げる
インスリンの働きを
低下させる。

高血圧

血液量増加や
血管収縮によって、
血圧が上がる。

高血糖

インスリンの
働きの低下で
血糖値が上昇。
放置すると糖尿病に。

脂質代謝異常

中性脂肪が増加し、
動脈硬化を抑える
HDLコレステロールが
減少。

動脈硬化

▶P44

心筋梗塞、脳卒中

▶P122、124

Q

家でも血圧を測るようにいわれましたが、正直面倒くさいです。

A

家庭での血圧は、本当の血圧の状態を反映します。

血圧は生体リズムによって、1日のなかでも変動しています。さらに、運動時や仕事中に上昇するなど状況によっても変化します（P96参照）。こうしたことから、診察時に測った血圧だけでは本当の血圧がわかりにくいため、最近では自宅で測定する「家庭血圧」が重要視されています。

家庭血圧を測ると、ふだんは血圧が高いのに診察時には正常値が出る「仮面高血圧」を発見できます（P34参照）。仮面高血圧は、脳卒中や心筋梗塞《しんきんこうそく》といった心血管病などのリスクが持続性高血圧（つねに血圧が高い状態）と同じくらい高く、見逃すと危険です。また、診察時だけ血圧が高くなる「白衣高血圧」にも気づくことができます（P35参照）。

朝と夜の血圧を比較することで、降圧薬の効果もわかります。長期間測定すれば、季節による血圧の変動や、生活改善ができているかどうかを知る目安にもなります。

一般的に家庭血圧は診察時に測る血圧よりも低めになることから、家庭血圧における高血圧の基準値は135／85㎜Hg以上となります。自分の本当の血圧を知るために、測定の習慣をつけましょう。

Dr.アドバイス

家庭血圧計は上腕で測るタイプがおすすめ

家庭血圧計には指や手首で測定するものもありますが、不正確なことが多いので、上腕にカフ（腕帯）を巻いて測定するタイプのものを選びましょう。

測定したデータを、スマートフォンに転送する機能がついている血圧計もあります。こうしたものを選べば、日々の血圧の記録や血圧の変化の確認も簡単になります（P108参照）。

朝晩2回、正しい方法で測定する

家庭血圧は、正しい方法で測定することが大切。
静かで落ちついた環境で、原則1日朝晩の2回測定する。

測るタイミング

朝 起床後1時間以内　排尿後　朝食前　服薬前

夜 就寝前

医師の指示があれば、追加して夕食前や入浴前、昼間や何か症状がある場合、睡眠中などにも測定する。

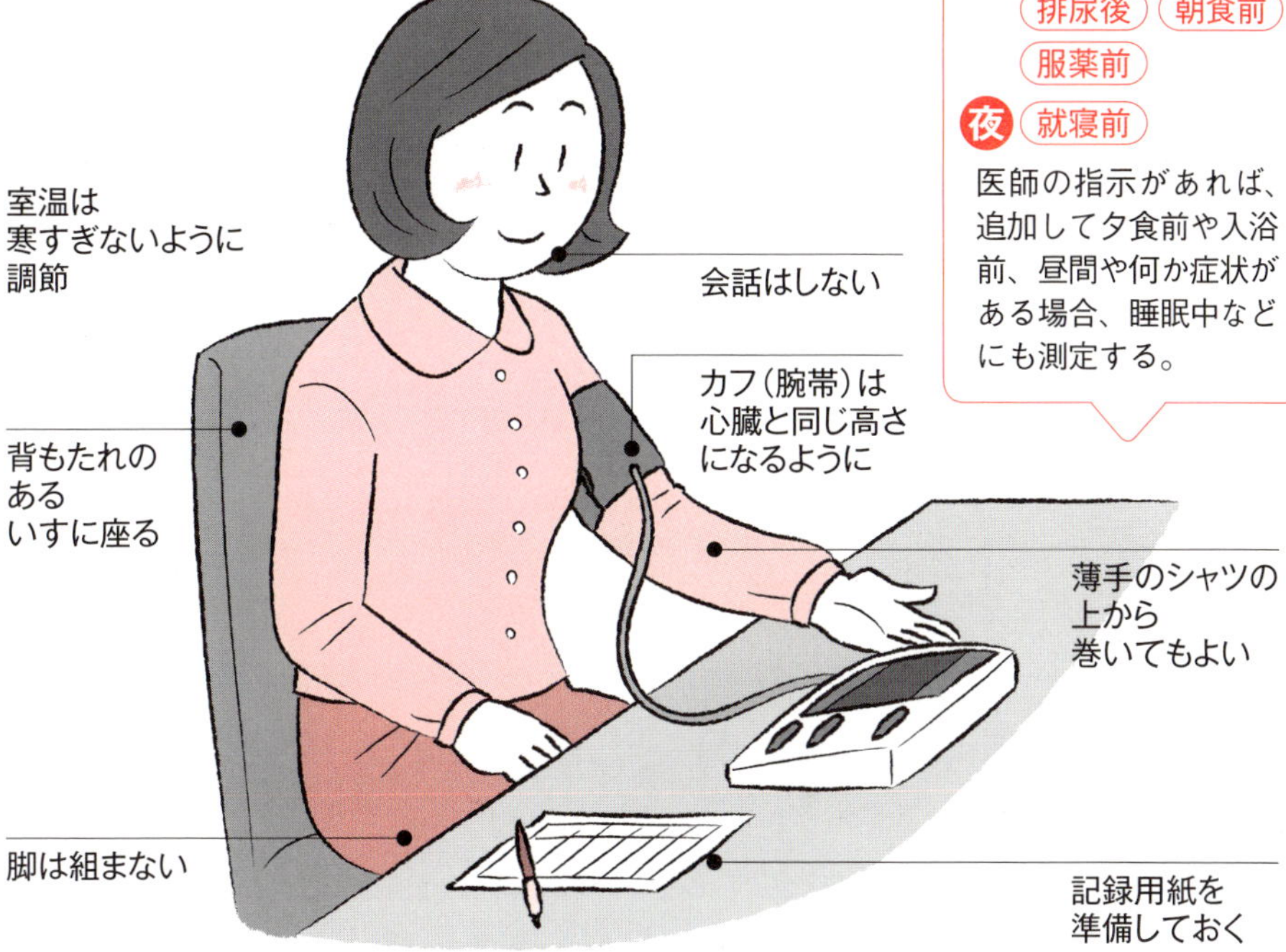
室温は
寒すぎないように
調節
会話はしない
カフ（腕帯）は
心臓と同じ高さ
になるように
背もたれの
ある
いすに座る
薄手のシャツの
上から
巻いてもよい
脚は組まない
記録用紙を
準備しておく

測定方法

❶ いすに座ってから1～2分間安静にする
❷ 2回測定する
❸ 2回それぞれの血圧を記録し、平均値を出す
❹ ❶～❸を朝晩、週5日以上続ける

家庭血圧の診断基準

朝晩それぞれの平均値が

収縮期血圧		拡張期血圧	
135mmHg以上	または	85mmHg以上……	高血圧
135mmHg未満	かつ	85mmHg未満……	正常域

Q

家で測ると朝だけ高いです。夜には下がるので、問題ないですよね？

A

朝だけ高い状態は、心血管病のリスクが高く、とても危険です。

心臓は1日約10万回拍動し、そのたびに血圧は変動しています。1日のなかで、就寝中は低めの値で推移し、早朝から日中にかけて血圧は上昇します。夜になると、再び血圧は下がります。

血圧が低い状態の時は、血管壁への負担が少なくなります。しかし、生活のリズムが乱れたり、ストレスが多い状況が続いたりして、血圧が高いままになると、血管壁に負担がかかり続け、動脈硬化が進行してしまいます。

高血圧には、さまざまなタイプがあります。診察時も家庭でも血圧が高い「持続性高血圧」は発見されやすいのですが、診察時には血圧が高くない「仮面高血圧」は見逃されやすいので注意が必要です。

仮面高血圧のなかには、早朝に血圧が高い「早朝高血圧」や、就寝中に血圧が下がらない「夜間高血圧」があります。

どちらのタイプも、昼間は血圧が正常域にまで下がりますが、心血管病を起こす危険は高い状態です。特に、起床後に血圧が急上昇するタイプの早朝高血圧は、心筋梗塞《しんきんこうそく》や脳卒中の引き金になることもあり、とても危険です。

昼は血圧が下がっているからと、安心していてはいけないのです。

Dr.アドバイス

収縮期血圧だけ高いのは血管老化のサイン

加齢に伴って収縮期血圧も拡張期血圧も高くなっていきますが、55歳ごろからは収縮期血圧だけ上がり、拡張期血圧は下がっていきます。これは、血管が一定以上に硬くなっているという〝血管老化のサイン〟です。

特に大動脈が硬くなっている時に起こりやすく、心筋梗塞や脳卒中をまねく可能性が高まります。

家で高い仮面高血圧、病院で高い白衣高血圧

家と病院、朝と夜など、環境や時間帯によって血圧が高くなる人も。
下記のように大きく4タイプにわけられる。

家庭血圧 高

家では
135/85mmHg 以上
夜は120/70mmHg以上

仮面高血圧

病院では血圧が正常範囲内なので発見されにくいが、心血管病などのリスクが高い状態。血圧が上がるタイミングによって大きく3タイプにわけられる。

▶P36

つねに高い
状態が続く

持続性高血圧

家で測定しても高血圧(135/85mmHg 以上)、病院で測定しても高血圧 (140/90mmHg以上)。つねに血圧が高いタイプ。

診察室血圧 高

低

家でも病院でも
正常範囲内

正常域血圧

家で測定しても正常範囲内(135/85mmHg未満)、病院で測定しても正常範囲内(140/90mmHg 未満)の、高血圧ではない状態。

家で測ると低く病院では
140/90mmHg以上

白衣高血圧

薬による治療は必要ないが、将来治療が必要になる可能性も。脂質異常症や糖尿病を発症するリスクも高くなる。定期的に家庭血圧を測って、変化がないか確認する。

低

医師や看護師の白衣を見ると、
緊張して血圧が高くなるので
「白衣高血圧」と呼ばれる。
女性や高齢者に多い。

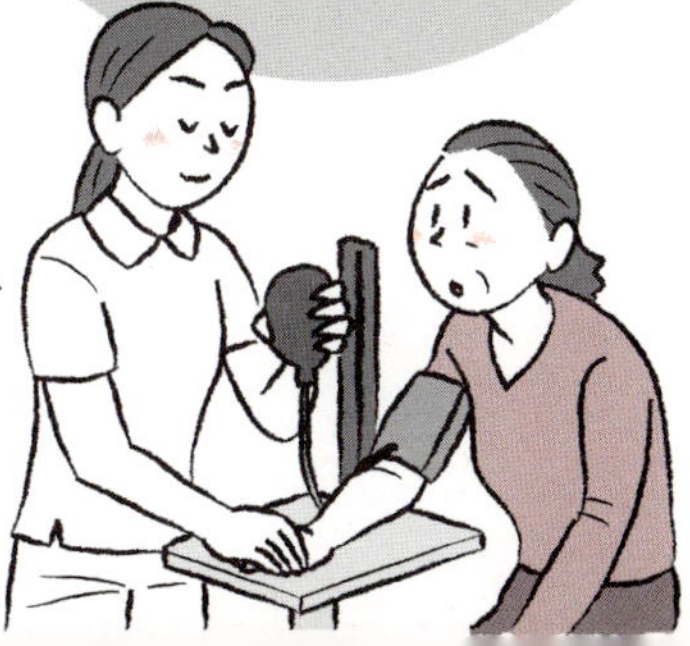

夜間の3タイプにわけられる

仮面高血圧は、朝に血圧が高い「早朝高血圧」、
日中の血圧が高い「昼間高血圧」、就寝中に血圧が下がらない「夜間高血圧」がある。

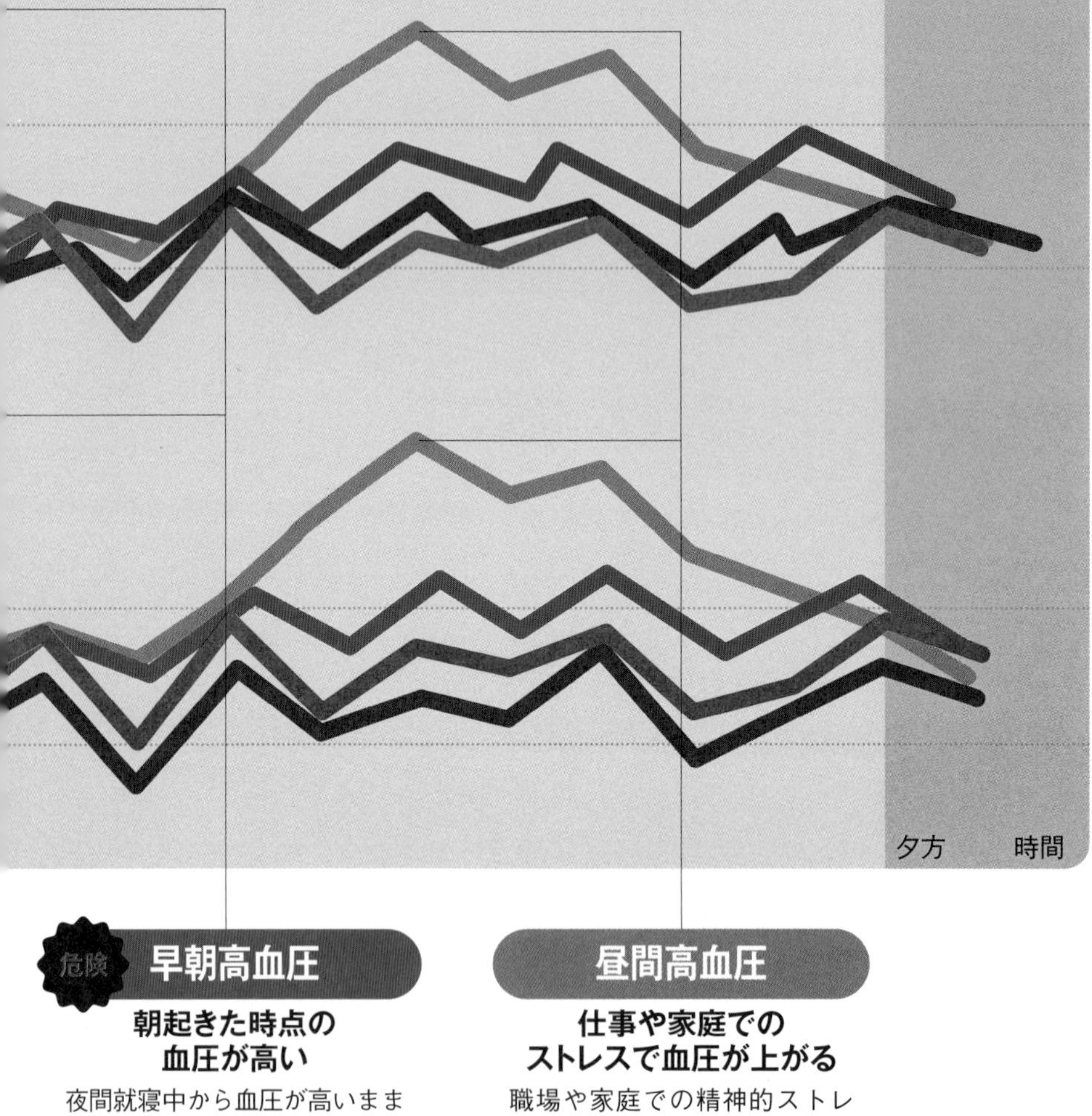

危険 早朝高血圧

朝起きた時点の血圧が高い

夜間就寝中から血圧が高いままのタイプと、朝方に急上昇するモーニングサージ型がある。特にモーニングサージ型は心血管病の発症リスクが高く危険。飲酒や喫煙、寒さなどのほか、降圧薬の効果が不十分なことも原因になる。

朝起きた時の血圧
135/85mmHg以上

昼間高血圧

仕事や家庭でのストレスで血圧が上がる

職場や家庭での精神的ストレス、身体的なストレスで昼間の時間帯に血圧が上がる。肥満のある人や家族に高血圧の人がいる場合に多い。24時間自由行動下血圧測定でわかる。

昼間の血圧
135/85mmHg以上

仮面高血圧は早朝・昼間・

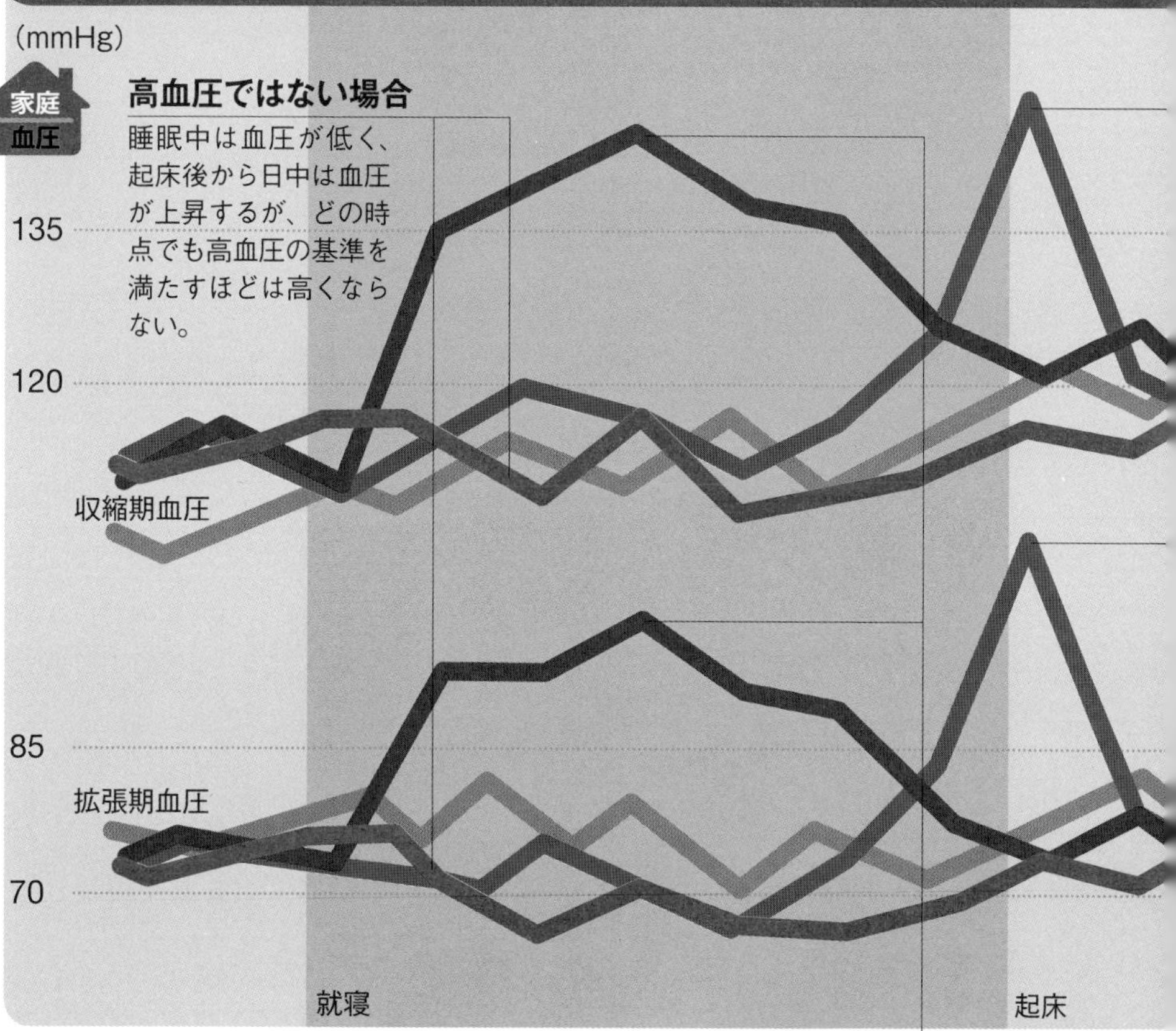

危険 **夜間高血圧**

下がるはずの夜間に血圧が高い

心臓や腎臓の病気、睡眠時無呼吸症候群（P121 参照）などが原因になる。昼間高血圧よりも心血管病の発症リスクが高く、危険。24 時間自由行動下血圧測定や、夜間も測定できる家庭血圧計でわかる。

睡眠中の血圧
120/70mmHg以上

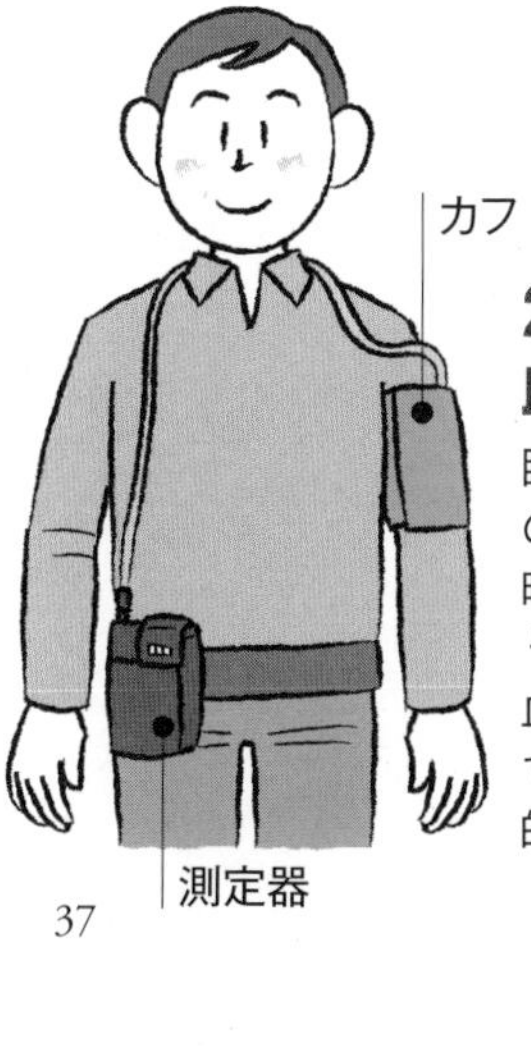

24時間測定して血圧の変化をみる

睡眠中や仕事中を含めた 1 日の血圧の変化をみるには、「24 時間自由行動下血圧測定」を行う。医療機関から貸し出される血圧計を装着した状態で 1 日すごす。30 分おきなど、自動的に血圧が記録される。

Q

腰痛の痛み止めを飲みはじめたら、血圧が上がってきました。

A

痛み止めや漢方薬などが原因で、血圧が上がることがあります。

服用中の薬が原因で、血圧が上がることもあります。

高血圧には、年齢、体質、生活習慣などの要因が複合的にからみあって起こる「本態性高血圧」と、特定の原因で起こる「二次性高血圧」があります。日本では高血圧の人が約4300万人いるとされ、その約90%は本態性高血圧ですが、残り約10%は二次性高血圧です。

二次性高血圧は、病気や妊娠、薬などが原因で起こります（P39参照）。薬による高血圧は、「薬剤誘発性高血圧」と呼ばれます。よく使われている薬では、発熱や痛みがある時に使われる解熱鎮痛薬の「非ステロイド性抗炎症薬」や、「葛根湯《かっこんとう》」をはじめ、多くの漢方薬に配合されている「甘草《かんぞう》」などに血圧を上げる作用があります。市販されているかぜ薬が原因になることもあります。

薬が原因で血圧が上がっている場合には、使用を中止したり、ほかの薬に切りかえることで、血圧は戻ります。医師に高血圧を指摘された時、あるいは高血圧で受診した時には、本態性高血圧か二次性高血圧かを見極めるためにも、ほかの病気の有無や使用中の薬について忘れずに伝えてください。

Dr.アドバイス

女性の更年期も高血圧には要注意

女性では、更年期になってはじめて高血圧になる人もいます。更年期とは閉経をはさんだ前後約10年間を指しますが、この時期には女性ホルモンのひとつ「エストロゲン」の分泌が急激に減ります。

エストロゲンには血管をしなやかに保つなどの作用があるため、この分泌が減ることで血管の広がりが抑えられ、血圧が高くなるのです。

病気、妊娠、薬は血圧が上がる原因になることも

血圧が上がる原因　病気

ほかの病気が血圧を上げる

▶P121

- 腎臓の病気（慢性《まんせい》糸《し》球《きゅう》体《たい》腎炎《じんえん》など）
- ホルモンの病気（原発性アルドステロン症、甲状腺の病気など）
- 血管の病気（血管に炎症が起こる病気など）
- 睡眠時無呼吸症候群

上記にあげた病気が原因で血圧が上がることがある。なかでも、腎臓の病気が原因になっていることが多い。

血圧が上がる原因　妊娠

妊娠をきっかけに血圧が上がる

- 妊娠20週以降にはじめて140/90mmHg以上に
- 出産後12週までに正常域に戻る
- たんぱく尿やけいれん発作を伴うことも

「妊娠高血圧症候群」と呼ばれる。通常、出産後は正常範囲内に戻る。減塩などの生活改善のほか、妊娠中でも使用できる降圧薬で治療する。

▶P115

血圧が上がる原因　薬

薬の作用で血圧が上がる

●非ステロイド性抗炎症薬

解熱薬や鎮痛薬として広く使われている。

●甘草

肝臓の病気の治療薬、胃腸薬、漢方薬、健康補助食品、化粧品などに使われている。

●副腎皮質ホルモン薬（ステロイド）

ぜんそくや関節リウマチをはじめ、さまざまな治療で使われている。

●免疫抑制薬

臓器移植後の拒絶反応を抑えたり、関節リウマチなどの病気の治療に使われる。

●交感神経を刺激する薬

総合感冒薬（かぜ薬）に含まれる成分や、一部の抗うつ薬、パーキンソン病の治療薬などで血圧が上がることがある。

●女性ホルモン薬

女性ホルモンのエストロゲンを主成分とする薬。経口避妊薬や、更年期のホルモン補充療法に使われる。

●分子標的薬

抗がん剤や目の病気（加《か》齢《れい》黄斑《おうはん》変性《へんせい》）の治療に使われる抗 VEGF 抗体薬で、血圧が上がることがある。

Q

ずっと高血圧なので、今さら生活を変えてもだめですよね?

A

何歳になっても、生活を変えれば血圧は下がります。

このままの生活で、今後も高血圧の状態が続くと、心筋梗塞《しんきんこうそく》や脳卒中などがより早く発症する危険があります。こうした危険な病気を防ぎたいなら、今すぐに生活習慣の改善にとり組みましょう。高血圧の原因である年齢や体質は変えられませんが、生活習慣は自分の意思で変えることができるのです。

薬を飲んでいて血圧が抑えられているとしても、それは対症療法にすぎません。高血圧を引き起こしている原因はそのまま放置されているのですから、そこを改めない限りは〝本当の治療〟とはいえないのです。

具体的には、食生活では「減塩」と「カロリー（摂取エネルギー）減」、そして「運動量を増やすこと」。これらを実践することで、少しずつ血圧は下がりはじめます。生活習慣を改善すれば、高血圧の人が合わせもっていることの多い糖尿病や脂質異常症も、同時に治療することができます。

生活習慣を変えるということは、「生き方」を変えることでもあります。何歳になっても遅すぎるということはありません。これを機に、健康的な生き方を身につけましょう。

Dr.アドバイス

カッとしない生活で命に関わる一撃を防ぐ

くよくよしてストレスをため込む性格やすぐにカッとなる性格の人は、血圧を上げる「交感神経」が活発になりやすいため、血圧が高くなりがちです。

すでに血管が老化している高齢者の場合には、そのカッとなった一瞬の血圧上昇が、血管に大打撃を与え、命に関わる事態に陥る危険もあります。血管のためにも、おおらかに生きたいものです。

減塩・カロリー減・運動で血圧は下げられる

血圧を下げるための生活習慣改善のポイントは3つ。
これによって体重が減り、血管老化を防ぐことで、血圧が改善する。

カロリーを減らす

ごはんを少なめに

摂取エネルギー量（カロリー）を減らして、減量を目指す。まずはごはんを少なめにすることからはじめる。

▶P48、50

減塩

1日6g未満に

食塩の摂取量を1日6g未満に抑える。1日に1g減塩することで収縮期血圧は約1mmHg下がる。

▶P48、68

運動する

ふだんからよく動く

定期的にウォーキングなどの運動をするだけでなく、生活のなかでこまめに動くよう心がける。

▶P84

↓

減量　**血管老化を防ぐ**

↓

血圧低下

減塩、減量、運動を続けることによって、
収縮期血圧が４～５mmHgは下がる。

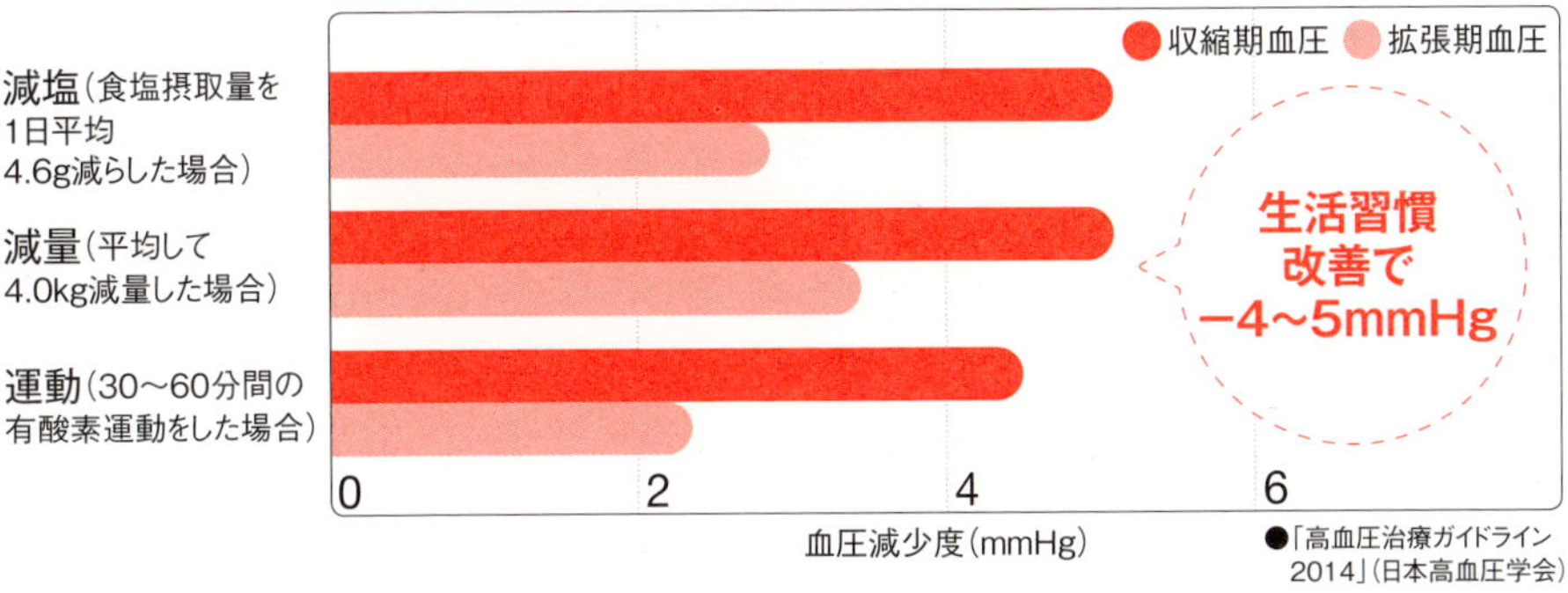

●「高血圧治療ガイドライン2014」（日本高血圧学会）

知って
おきたい

高血圧の基礎知識

高血圧は血管を老化させる

血圧の高さは2つの要因で決まる

血圧は、血液の量と、血液の流れにくさによって決まる。
そのどちらか一方、もしくは両方が増加すると、血圧は上がる。

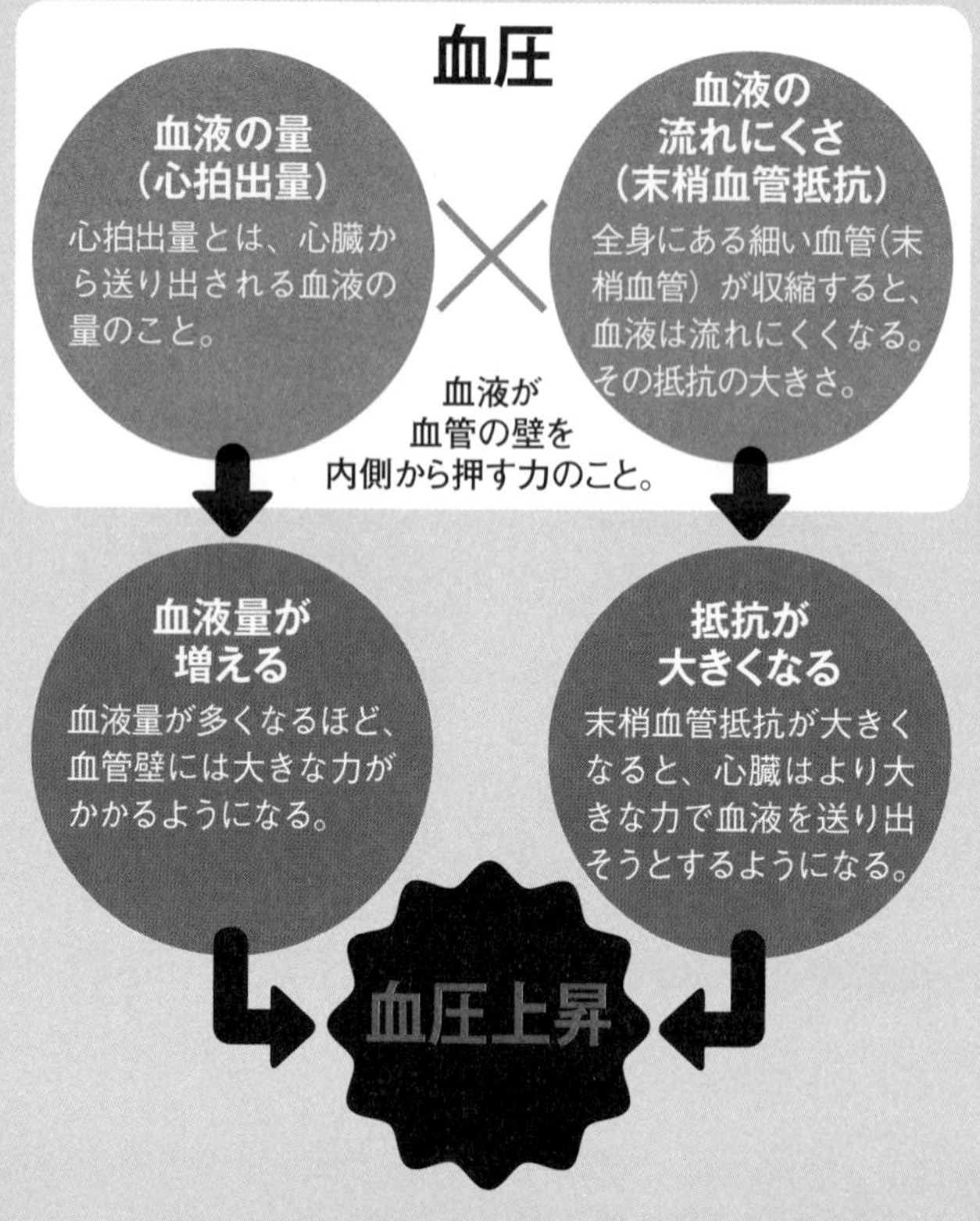
血圧
血液の量
（心拍出量）
心拍出量とは、心臓から送り出される血液の量のこと。
血液の
流れにくさ
（末梢血管抵抗）
全身にある細い血管（末梢血管）が収縮すると、血液は流れにくくなる。その抵抗の大きさ。
血液が
血管の壁を
内側から押す力のこと。
血液量が
増える
血液量が多くなるほど、血管壁には大きな力がかかるようになる。
抵抗が
大きくなる
末梢血管抵抗が大きくなると、心臓はより大きな力で血液を送り出そうとするようになる。
血圧上昇

血液の量や流れが血圧を決める

血圧とは、心臓から送り出された血液が血管壁を内側から押す力のこと。血圧を決めるのは、血液の量（心拍出量）と血液の流れにくさ（末梢《まっしょう》血管抵抗）です。

私たちの全身には血管が張り巡らされていて、すべての血管をつないだ長さは成人で約10万kmにもなります。その血管の中を血液が流れて、酸素や栄養を臓器や組織に届けるとともに、老廃物を回収しています。

健康維持のためには血液が適切な量と速さで流れることが大切ですが、「年齢、体質、生活習慣」などが原因でバランスが崩れると血圧が上がってしまいます。

高血圧は血管を老化させて悪循環を呼ぶ

心拍出量や末梢血管抵抗を増加させるのは、年齢、体質、生活習慣。これらは血管を老化させて血圧を上げ、高血圧は血管を傷つけて老化を進めるという悪循環を引き起こす。

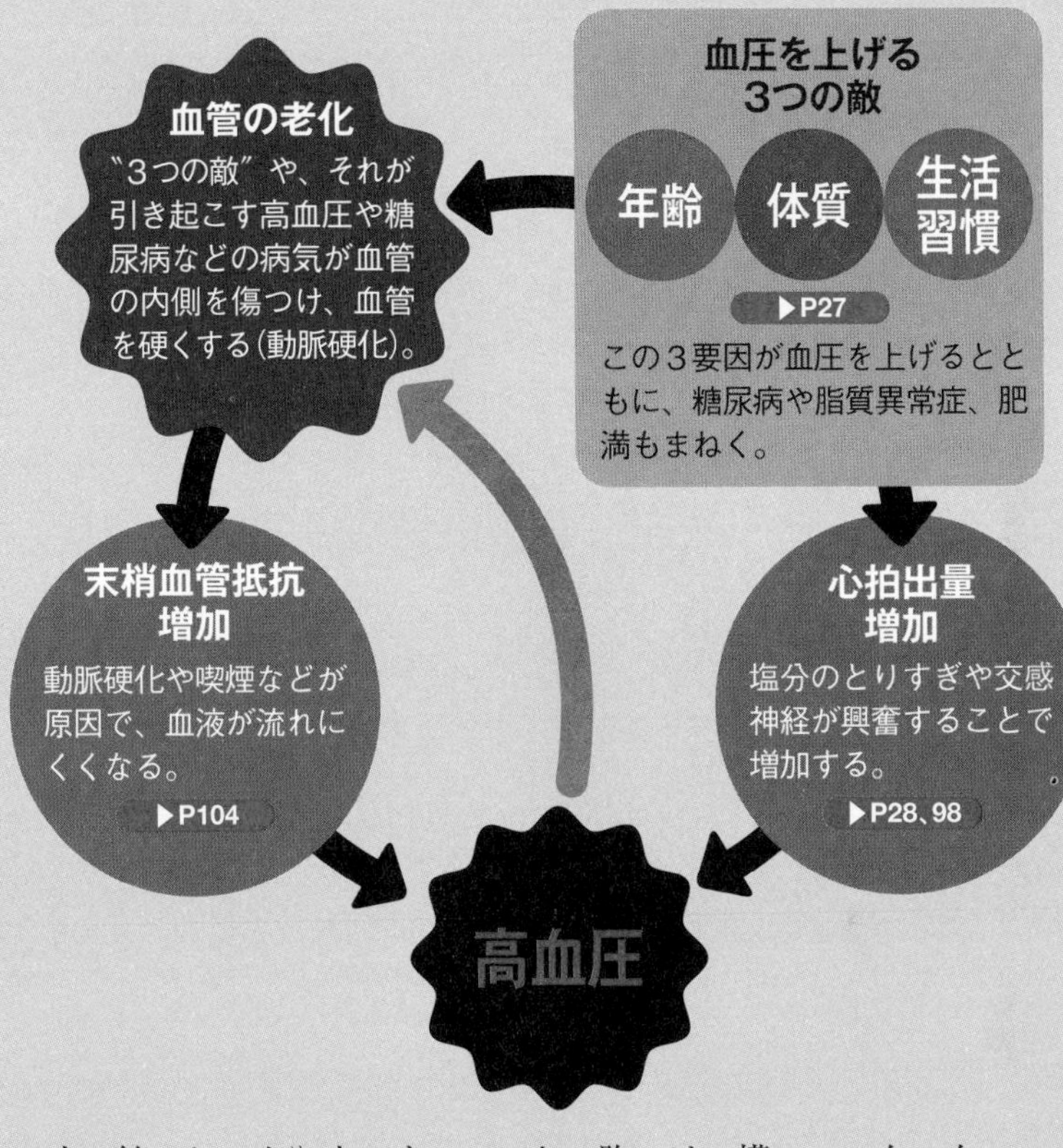

血圧を上げる
3つの敵
年齢
体質
生活
習慣
▶P27
この3要因が血圧を上げるとともに、糖尿病や脂質異常症、肥満もまねく。
血管の老化
"3つの敵"や、それが引き起こす高血圧や糖尿病などの病気が血管の内側を傷つけ、血管を硬くする(動脈硬化)。
末梢血管抵抗
増加
動脈硬化や喫煙などが原因で、血液が流れにくくなる。
▶P104
心拍出量
増加
塩分のとりすぎや交感神経が興奮することで増加する。
▶P28、98
高血圧

高い血圧が血管の内側を傷つける

血圧が高いと何がいけないかというと、血管を内側から押す力が強すぎるために血管に負担がかかることです。

血管は、「外膜、中膜、内膜」の3層構造になっており、血液と接する内膜には「内皮細胞」があります。この内皮細胞が、血管のしなやかさ、つまり若々しさを保つカギを握っています。

内皮細胞からは「一酸化窒素」などさまざまな物質が分泌されており、血管を広げて血流を促したり、血液が凝集して血栓《けっせん》ができるのを防いだりしています。

しかし、塩分のとりすぎや喫煙などの血管に悪い生活習慣によって血圧が上がり、内皮細胞が傷つくと、一酸化窒素などが十分に分泌されなくなり、血管はしなやかさを失って硬くなっていきます。

内皮細胞が傷ついて血管が老化していく

高血圧や糖尿病などがあると、
血管が硬くもろく〝老化〟した「動脈硬化」の状態に。
脳卒中や心筋梗塞などは、
老化した血管が破れたり、つまったりして起こる。

内皮細胞が傷つく

血管壁に高い圧力がかかり続けることによって、内皮細胞が傷ついてしまう。

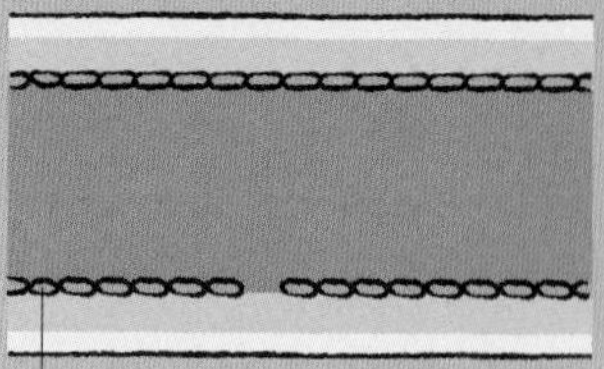

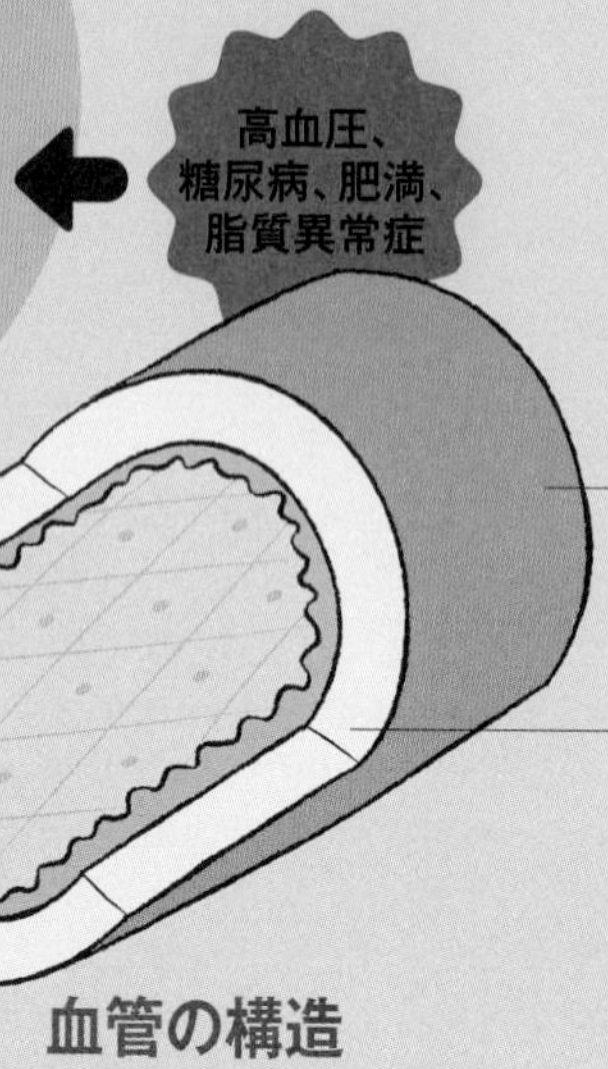

外膜

血管の最も外側をおおい、血管を保護している。

内膜

最も内側の膜。血液と接する１層の内皮細胞は、血液がスムーズに流れるための司令塔の役割をもつ。

中膜

平滑筋という筋肉や、弾力性に富む線維から成る。血圧の変化に合わせて伸縮する。

血管の構造

動脈の血管壁は、内側から内膜、中膜、外膜の３層構造になっている。内膜の内皮細胞は、血管の弾力性を保つ一酸化窒素などの物質を分泌し、血管の健康を守っている。

傷ついた血管は硬くもろく老化した動脈硬化の状態に

心臓から送り出された血液が血管の中を流れる時、血管壁には強い衝撃が加わりますが、血管がしなやかであればその衝撃を吸収できます。

しかし、血管が硬くなると、衝撃を吸収できないために強い圧力が加わり、血管壁は傷ついてもろくなります。この状態を「動脈硬化」といいます。

動脈硬化には、血管が硬くなるタイプのほかに、血管壁にコレステロールのかたまり（アテローム）ができて厚くなるタイプもあります。血管の内腔《ないくう》が狭くなったところを血液が流れるため、さらに血圧は上昇します。

動脈硬化が進行すると、血管が破れたり、つまったりして、脳卒中や心筋梗塞《しんきんこうそく》などの合併症をまねきやすくなります。

内皮細胞の働きが悪化

内皮細胞の働きが低下して、血管の弾力性を保つ一酸化窒素などの分泌が悪くなる。

動脈硬化　血管が硬くもろくなる

太い動脈の中膜は硬くなり、毛細血管の手前の細い動脈では平滑筋が増殖し、厚くもろくなる（細動脈硬化）。

血管が破れる、つまる

▶P122

LDLが血管壁に入り込む

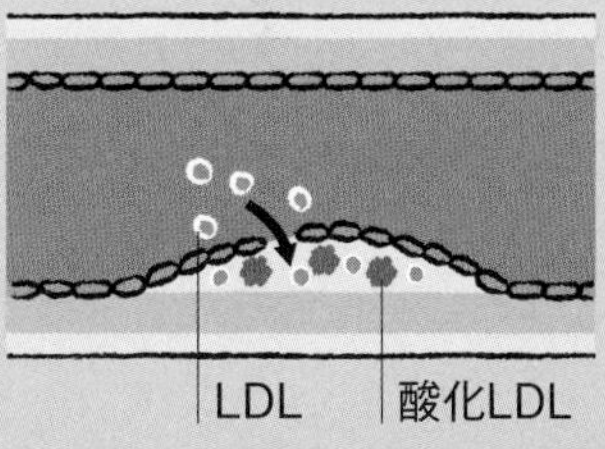

中くらいから太い動脈では、血液中のLDL（コレステロールが多く含まれる粒子）が内皮細胞の傷ついた部分から血管壁に入り込み、酸化されて酸化LDLに。

動脈硬化　コレステロールのかたまりで血管が狭くなる

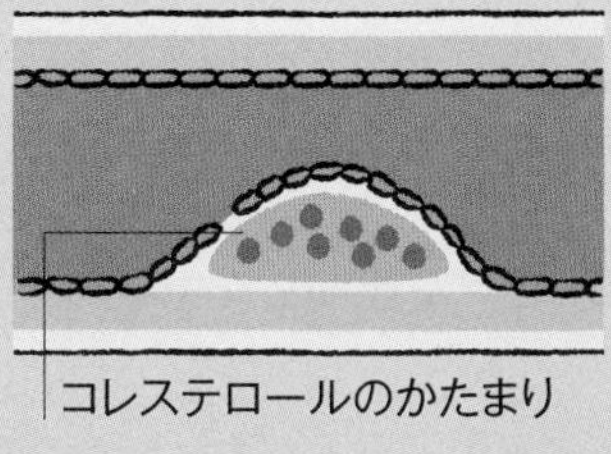

酸化LDLはコレステロールのかたまり（アテローム）になり、血管壁を押し上げる。血管の内腔が狭くなり、血流が悪化する（粥状《じゅくじょう》動脈硬化）。

Dr.アドバイス

糖尿病は内皮細胞を傷つけ、増えすぎた脂質は血管壁に入り込む

高血圧のほかに、糖尿病や脂質異常症（P82参照）も動脈硬化を加速させます。糖尿病とは、血液中のブドウ糖（血糖）が多い状態が続く病気です。

食事から摂取した糖質は体内でブドウ糖になりますが、そのブドウ糖の処理に関わるのが膵臓《すいぞう》から分泌される「インスリン」というホルモンです。インスリンの分泌や働きが低下すると、高血糖の状態が続き、全身の血管の内皮細胞が傷つきやすくなって動脈硬化が進行します。

脂質異常症とは、血液中の脂質のバランスが崩れている状態です。

コレステロールや中性脂肪などの脂質は血液中に溶け込めないため、LDLやHDLなどの粒子に含まれて血液中を流れています。コレステロールが増えると、コレステロールを全身に運ぶLDLが増加。増えすぎたLDLは血管壁の傷から入り込み、アテロームを形成します。

血管年齢を測定して治療のはげみに

若い血管はしなやかですが、老化した血管は硬くもろくなっています。実年齢に比べて血管が若いか老化しているかを知る目安となるのが「血管年齢」です。

血管年齢の測定法として代表的なのは、「血圧脈波検査」です。血管の硬さが「何歳程度の状態に相当するか」というわかりやすい指標で示されます。

頸動脈《けいどうみゃく》の動脈硬化の状態を画像でみる「頸動脈超音波検査」や、自分で調べられる「脈圧（収縮期血圧と拡張期血圧の差）」も血管の老化を示す目安に。脈圧は、動脈硬化が進むと大きくなります。

血管年齢の変化に一喜一憂する必要はありませんが、血管年齢が明らかに若返れば、治療のはげみにもなります。

血管年齢を調べる 血圧脈波検査

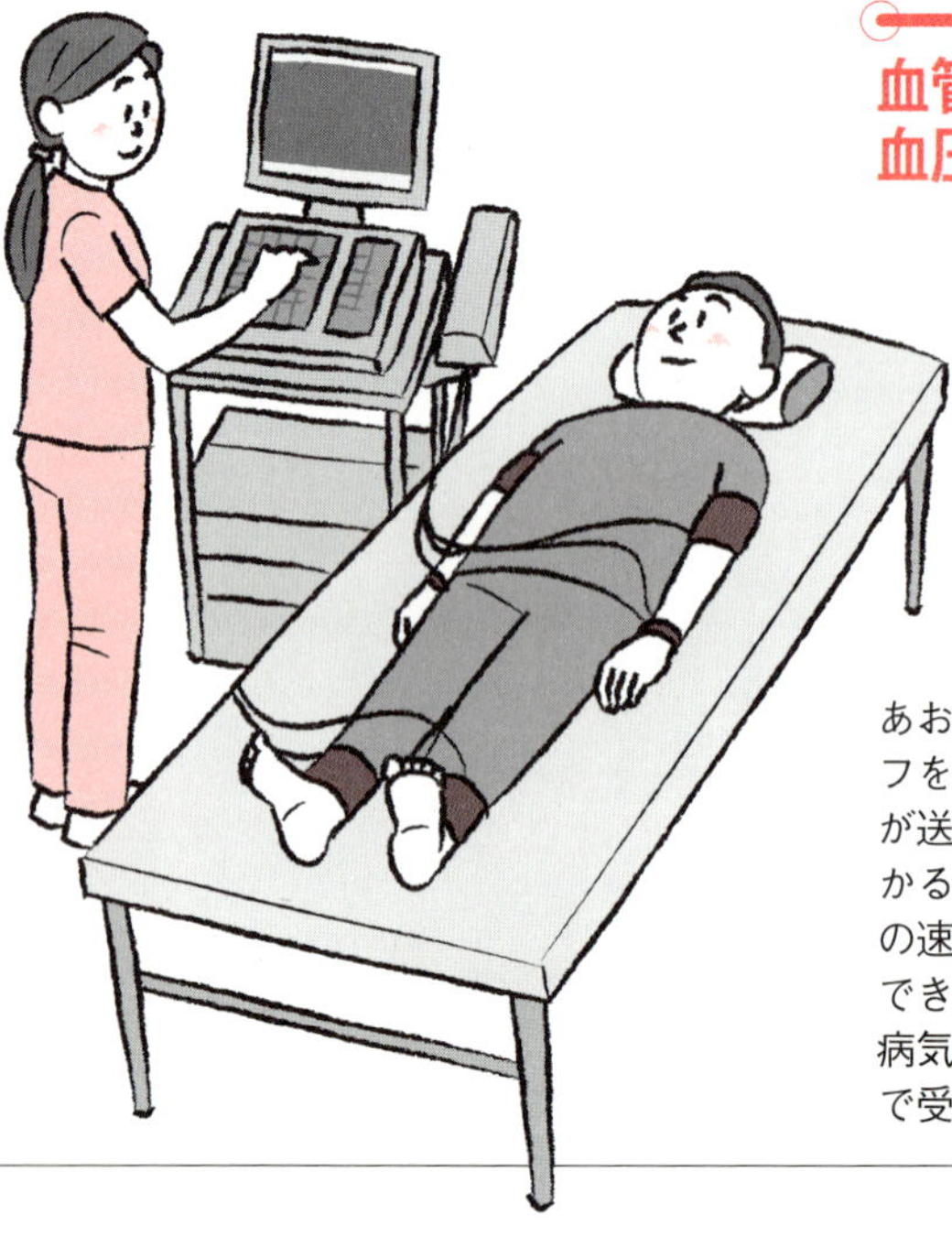

あお向けに寝て両腕と足首にカフを巻き、脈波（心臓から血液が送り出される時の、血管にかかる圧力や血管の体積の変化）の速度を測定。数分程度で測定できる。生活習慣病や循環器の病気を専門とする医療機関などで受けられる。

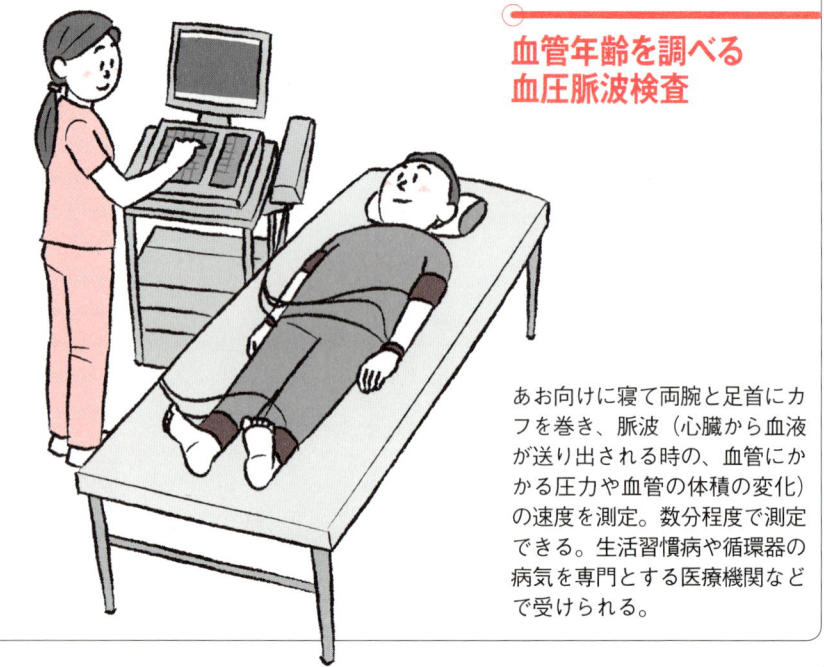

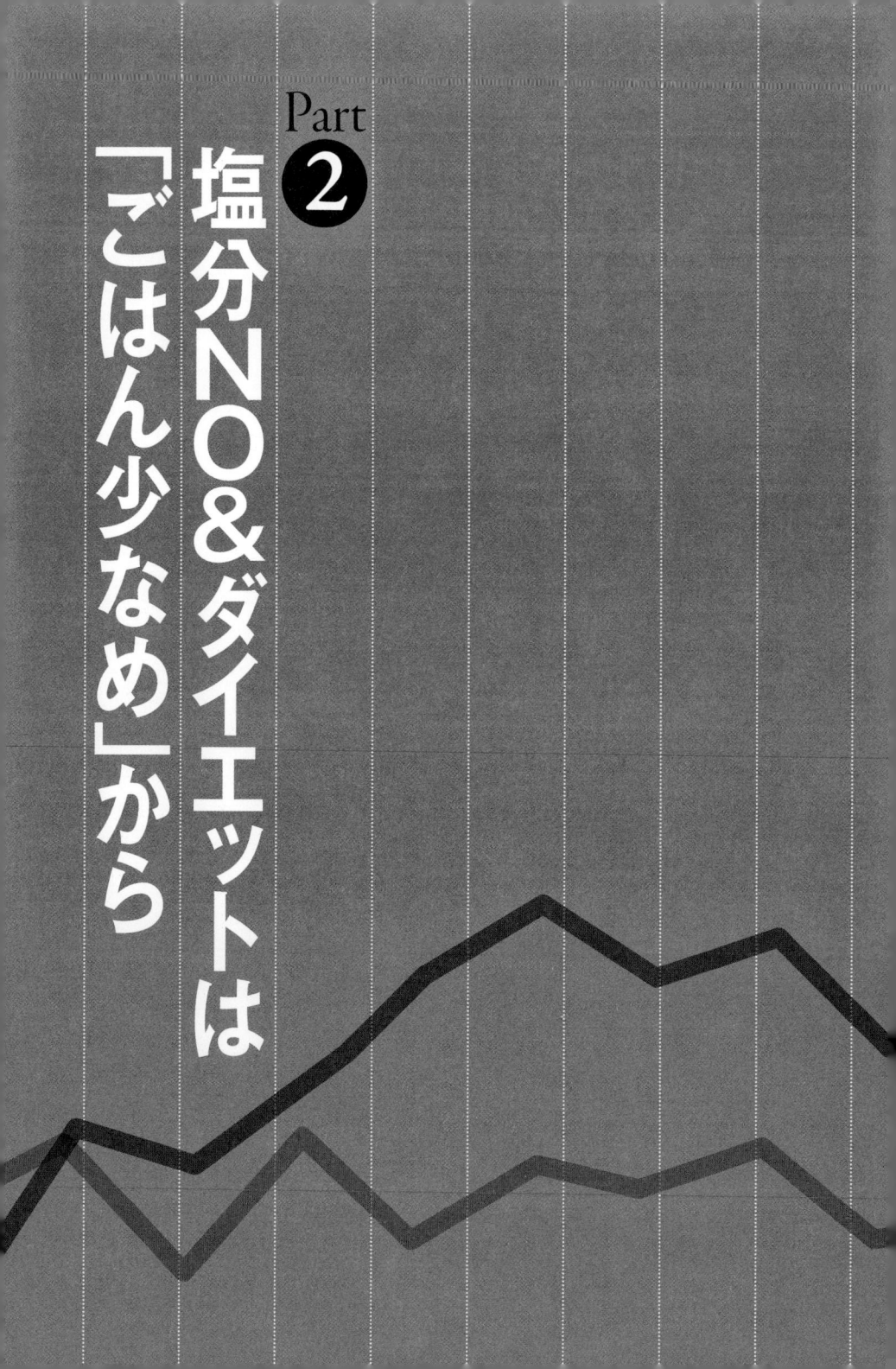

Part 2 塩分NO&ダイエットは「ごはん少なめ」から

血圧を下げる食事

減塩とカロリー減をコツ2つで実現

〝塩分NO〟で食塩1日6g未満に

血圧を下げるために、1日の食塩摂取量は6g未満を目指す。
男性だと、ふだんの約半分にまで減塩が必要。

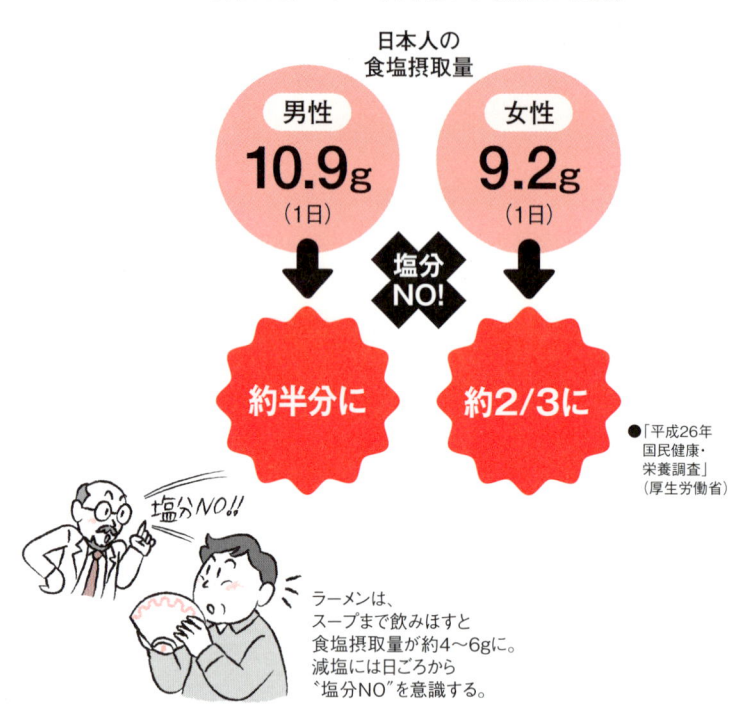

日本人の食塩摂取量

男性 10.9g （1日） → 約半分に

女性 9.2g （1日） → 約2/3に

塩分NO!

●「平成26年国民健康・栄養調査」（厚生労働省）

ラーメンは、スープまで飲みほすと食塩摂取量が約4〜6gに。減塩には日ごろから〝塩分NO〟を意識する。

減塩・カロリー減のカギは ごはん少なめ・野菜中心

高血圧の多くは食生活が影響しています。特に塩分のとりすぎ、食べすぎによる肥満は血圧を上げる大きな原因です。血圧を下げるには食生活の改善が不可欠です。ポイントは、「減塩」と「カロリー減」。食塩摂取量は、男性はふだんの約半分、女性は約3分の2を目指しましょう（上記参照）。同時に、食べる量を減らすことも大事です。

食生活改善は難しいと思うかもしれませんが、実はコツは2つだけ。〝ごはん少なめ〟〝野菜中心の食事〟を心がければ、自然と塩分もカロリーも減らせます。さっそくはじめましょう。

カロリー減でダイエット

食事でとるエネルギー量（カロリー）が、消費エネルギー量よりも多いと肥満になる。
消費エネルギー量のほうが多いと、体重が減る。

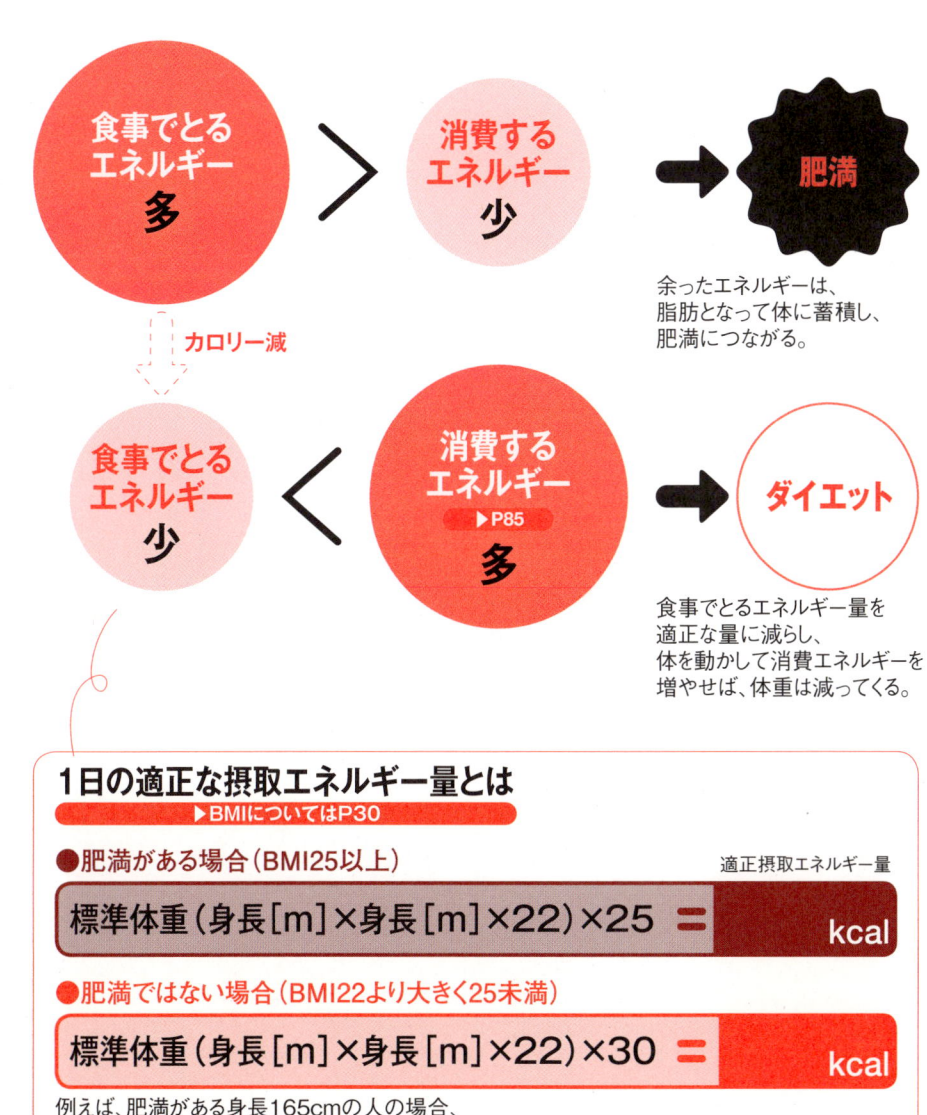

食事でとるエネルギー 多 > 消費するエネルギー 少 → 肥満

余ったエネルギーは、
脂肪となって体に蓄積し、
肥満につながる。

カロリー減

食事でとるエネルギー 少 < 消費するエネルギー ▶P85 多 → ダイエット

食事でとるエネルギー量を
適正な量に減らし、
体を動かして消費エネルギーを
増やせば、体重は減ってくる。

1日の適正な摂取エネルギー量とは

▶BMIについてはP30

●肥満がある場合（BMI25以上）

	適正摂取エネルギー量
標準体重（身長[m]×身長[m]×22）×25 =	kcal

●肥満ではない場合（BMI22より大きく25未満）

標準体重（身長[m]×身長[m]×22）×30 =	kcal

例えば、肥満がある身長165cmの人の場合、
適正摂取エネルギー量は1.65×1.65×22×25≒1497kcalとなる。
標準体重とは、BMI22の最も病気にかかりにくい状態とされる体重。

塩分NO&ダイエットのコツ①

和食でごはん少なめからはじめる

ごはん少なめがよい2つの理由

理由1
簡単にカロリーを減らせる

ごはんをよそう量を8分目にするだけで、調理の工夫などをしなくても簡単に摂取カロリーを減らせる。

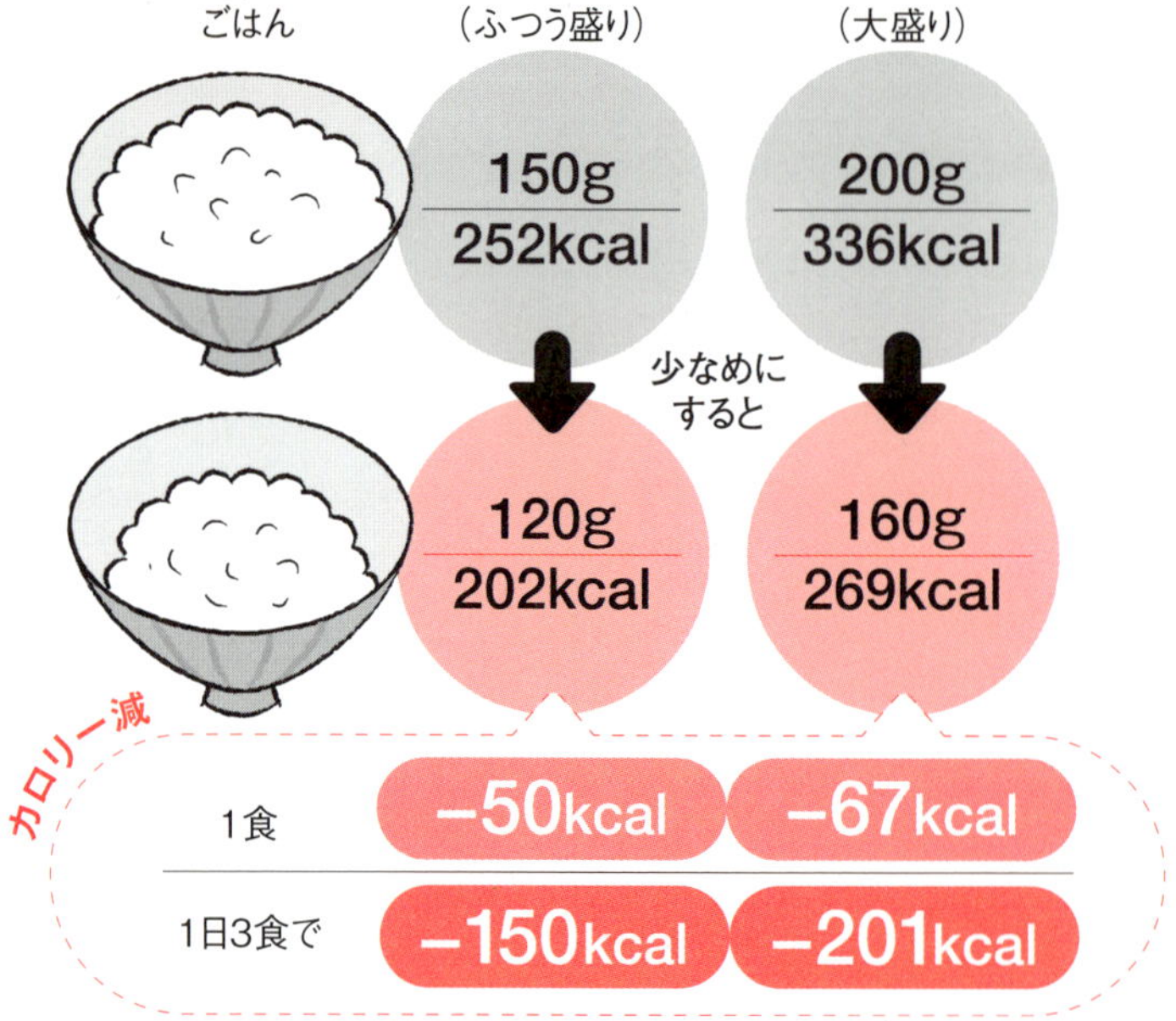

食べる量と塩分の摂取量は比例する

おかずや汁物にはほぼすべて、塩分が含まれています。ですから、食事量が多い人ほど塩分の摂取量も多くなります。「ごはんが大好き。おかずは少なくていい」という人も安心できません。ごはんをたくさん食べると、漬物などの塩分の多いものを食べがちだからです。

減塩にはまず食事量を減らすこと。おなかいっぱいになるまで食べる習慣を改めましょう。

カロリー計算より先にごはんをまず減らす

1日の摂取エネルギー量を計算することは大切ですが、合併症などがあって医

理由2
おかずの量も いっしょに減らせる

ごはんが少なければ、いっしょに食べるおかずも減り、カロリーも塩分摂取量も同時に減らせる。

カロリー減

ごはんもおかずも食べる量を減らせる

ごはんが多いと、いっしょに食べるおかずの量が自然と増えてしまう。ごはんを減らすことで、おかずの量も自然と減り、カロリー減につながる。

減塩

おかずの量が減ると塩分の摂取量も減る

おかずの量が減ると、おのずとおかずに含まれる塩分の摂取量も減る。ごはんに合う漬物などの塩辛い加工食品を食べる量も減る。

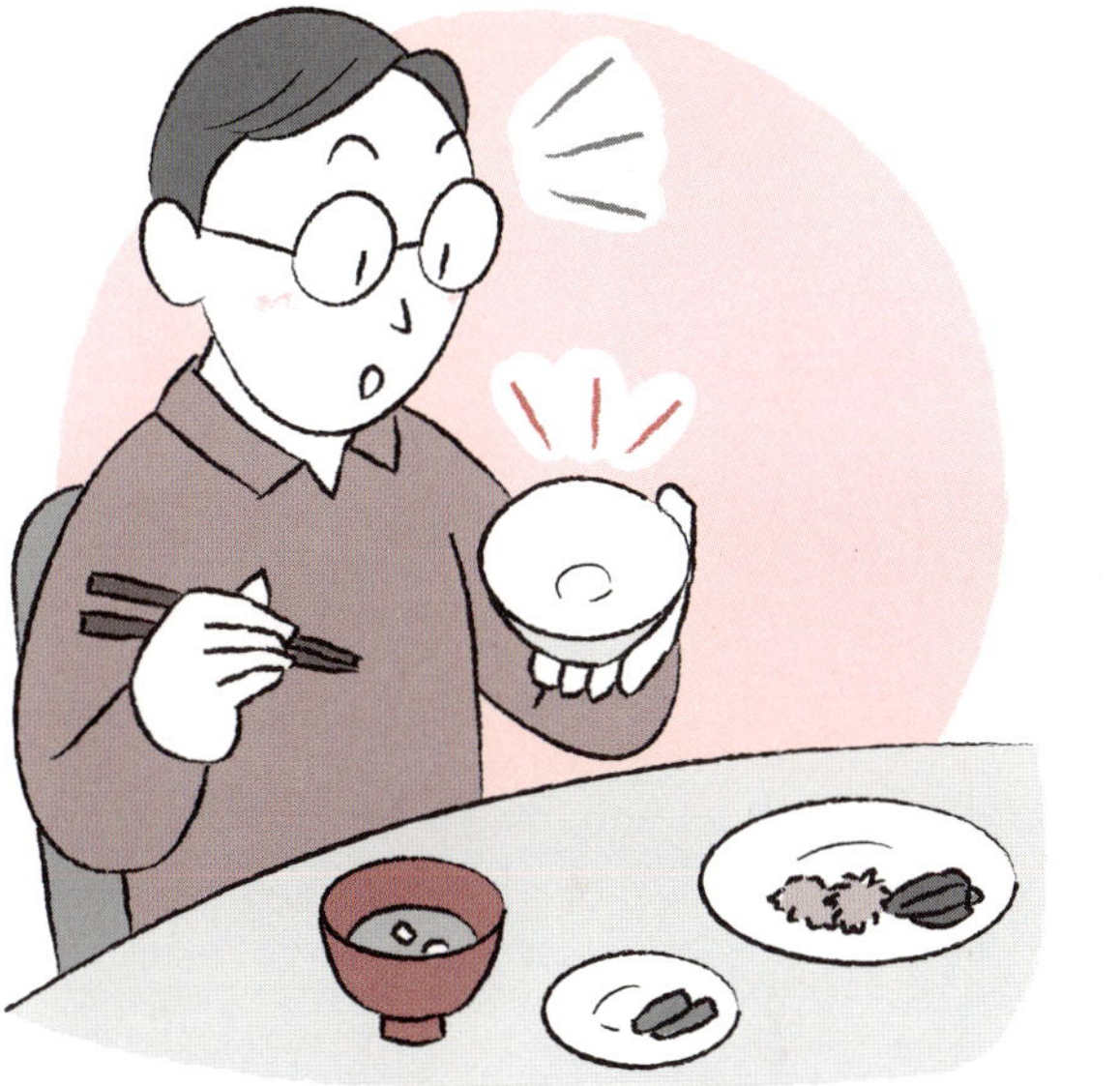

ごはんを食べ終わってしまうと、それ以上おかずを食べようとしなくなる。

師から栄養指導を受けるよう指示されていなければ、おおまかでかまいません。

計算いらずで簡単にカロリーを減らすコツは、ごはんを減らすこと。大盛りを8分目にするだけで、1食で67kcal、3食で約200kcalも減らせます（P50参照）。

ごはんを減らすと、おのずとおかずの量も減ります。おかずを野菜中心に、洋食に比べてカロリーが低い和食にすれば、さらに摂取カロリーを抑えられます。

Dr.アドバイス

病院の食事も主食の量でカロリー調整をしている

病院では患者さんの病気や状態に合わせて、1日あたり1600kcalや1400kcalといった食事を提供しています。その場合も、基本的にはおかずの量は大きく変えず、調整するのはごはんの量です。

それほどごはんの量は、カロリー調整の大きなポイントなのです。

理由 なぜ和食か

パンより米のほうが減塩しやすい

和食は減塩・カロリー減しやすい

和食は、主食に塩分がほとんど含まれないうえ、だし、酸味の活用、野菜や魚、大豆製品などP2～3で紹介したコツを活かした料理が多い。

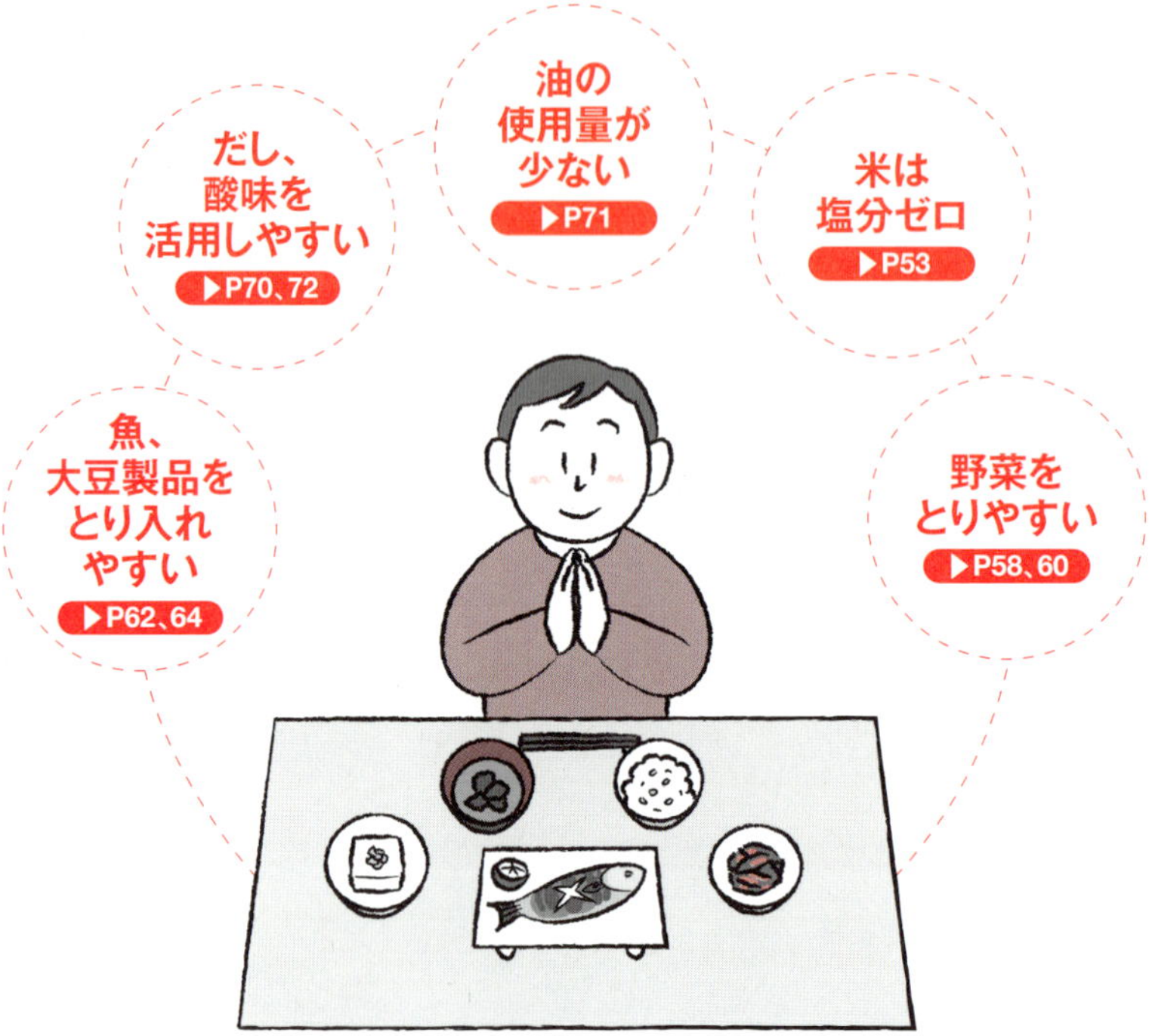
だし、酸味を活用しやすい
▶P70、72
油の使用量が少ない
▶P71
米は塩分ゼロ
▶P53
魚、大豆製品をとり入れやすい
▶P62、64
野菜をとりやすい
▶P58、60

塩分ゼロのごはんが主食。味つけも食材も減塩向き

和食は塩分が多いと思われがちですが、それは干物や漬物などが中心の場合。実際には、おかずの選び方を工夫すれば簡単に減塩できる健康的な食事です。

そもそも和食の主食であるごはんには塩分が含まれていません。主食は毎回、比較的多い量をとるもの。塩分を含むパンや、塩分の多いスープと食べる麺類ではなく、ごはんを食べるという選択は減塩にとって重要です。

だしを活用する味つけは減塩しやすく、野菜や海藻、大豆をとり入れやすい和食は低カロリー。和食は高血圧の人にぴったりの食事なのです。

白米・胚芽米・玄米は塩分NOの強い味方

パンや麺類に比べて、米は塩分ゼロ。さらに胚芽米や玄米にすれば、
塩分排出に役立つ食物繊維やカリウムもとれる。

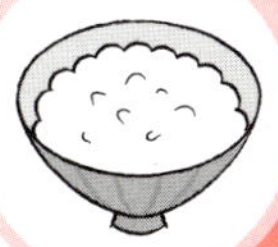

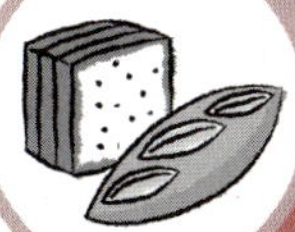

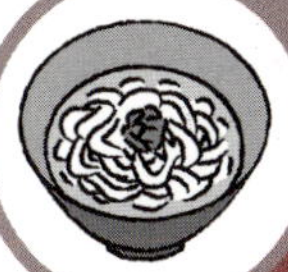

	食塩相当量	食物繊維	カリウム
ごはん(150g)	0g	0.5g	44mg
胚芽米(150g)	0g	1.2g	77mg
玄米(150g)	0g	2.1g	143mg
食パン(6枚切り1枚60g)	0.8g	1.4g	58mg
ライ麦パン(60g)	0.7g	3.4g	114mg
フランスパン(60g)	1.0g	1.6g	66mg
かけうどん	5.6g	2.6g	361mg
ラーメン	3.6g	3.5g	588mg
ざるそば	3.2g	6.2g	191mg

●フードガイド(仮称)検討会「フードガイド(仮称)検討会報告書案」平成17年7月5日、
「日本食品標準成分表2015年版(七訂)」(文部科学省)より算出

Dr.アドバイス

麺類だったらざるそばがおすすめ

うどんやラーメンなどの麺類は、加工の段階で食塩を加えます。高血圧の人は、麺自体に塩分を含まないそばやパスタを選ぶほうがよいでしょう。

特にそばには、血管壁を強くして血圧を下げるルチンのほか、塩分排出に役立つカリウムや食物繊維が豊富です。「ざるそば」を選び、つけつゆの量を調整しながら食べると、減塩になります。

パンはトーストしたライ麦パンや胚芽パンを

パンのなかでも、ライ麦パンや胚芽パンは、白いパンよりも食物繊維やカリウムが多く含まれます。ただ、バターやマーガリンをつけると、脂質はもちろん塩分の摂取量も増えてしまいます。

パンは少しトーストすると風味が増します。パンを食べる時は、ライ麦パンや胚芽パンをトーストして、何もつけずに食べるのがおすすめです。

継続

まず野菜からよくかんで食べる

ごはん少なめを続けるには

おなかがいっぱいになる食べ方をとり入れる

ごはんが減ると、どうしても最初はものたりなく感じるものです。ごはん少なめでも満足するには、満腹感を得やすい食事の方法をとり入れることがポイントになります。

満腹感は食事開始から20分前後で得られます。まずはゆっくり食べる工夫をしましょう。例えば、最初に野菜や海藻のおかずを食べてしまうようにします。低カロリーでかみごたえのあるものを先に食べることで、早食いを防ぎ、満腹感を得やすくなります。

盛りつけ方を工夫して、食卓をさびしく感じさせないことも大切です。

おなかも見た目も満足させる

1人分ずつ小さめの器に盛りつける

大皿料理は、とりすぎたり、食べた量が把握できなくなったりしがち。自宅では1人分ずつ盛りつける。いつもより小さめの茶わんや皿に盛りつけると、見た目にも満足できる。

野菜、海藻、きのこをまず食べてしまう

食事の最初に野菜や海藻、きのこをたっぷり使ったおかずを食べる。低カロリーなうえ、食物繊維の働きで腹もちがよく、食べすぎ防止に。

一口30回はかんで食べる

満腹感は食事をはじめて20分くらいしてから現れる。よくかんだり、一口ごとに箸を置いたりして食べ、時間をかけてゆっくり食べる。

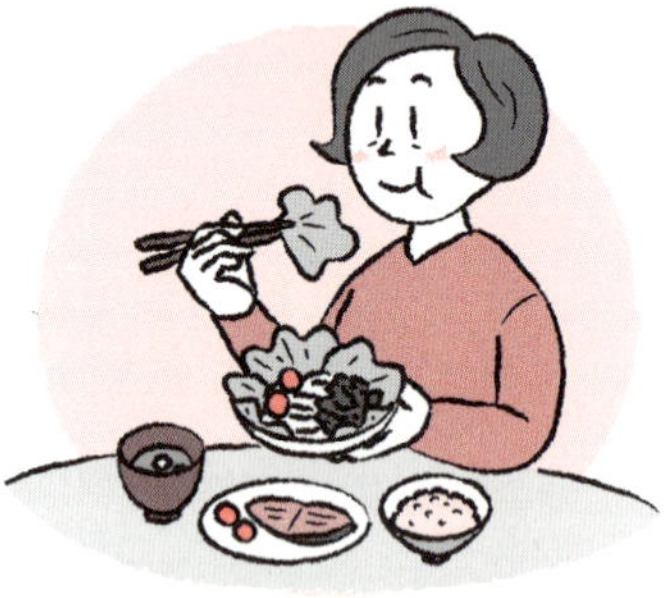

生野菜や海藻のサラダは、かみごたえがあってかさもあるのに、低カロリーなのでおすすめ。

朝食をきちんと食べる規則正しい生活を

朝食をぬくとカロリー減になりそうだが、実際には肥満をまねき、血管に負担をかけることに。
夕食を早めに食べ、朝食もきちんととる生活を送る。

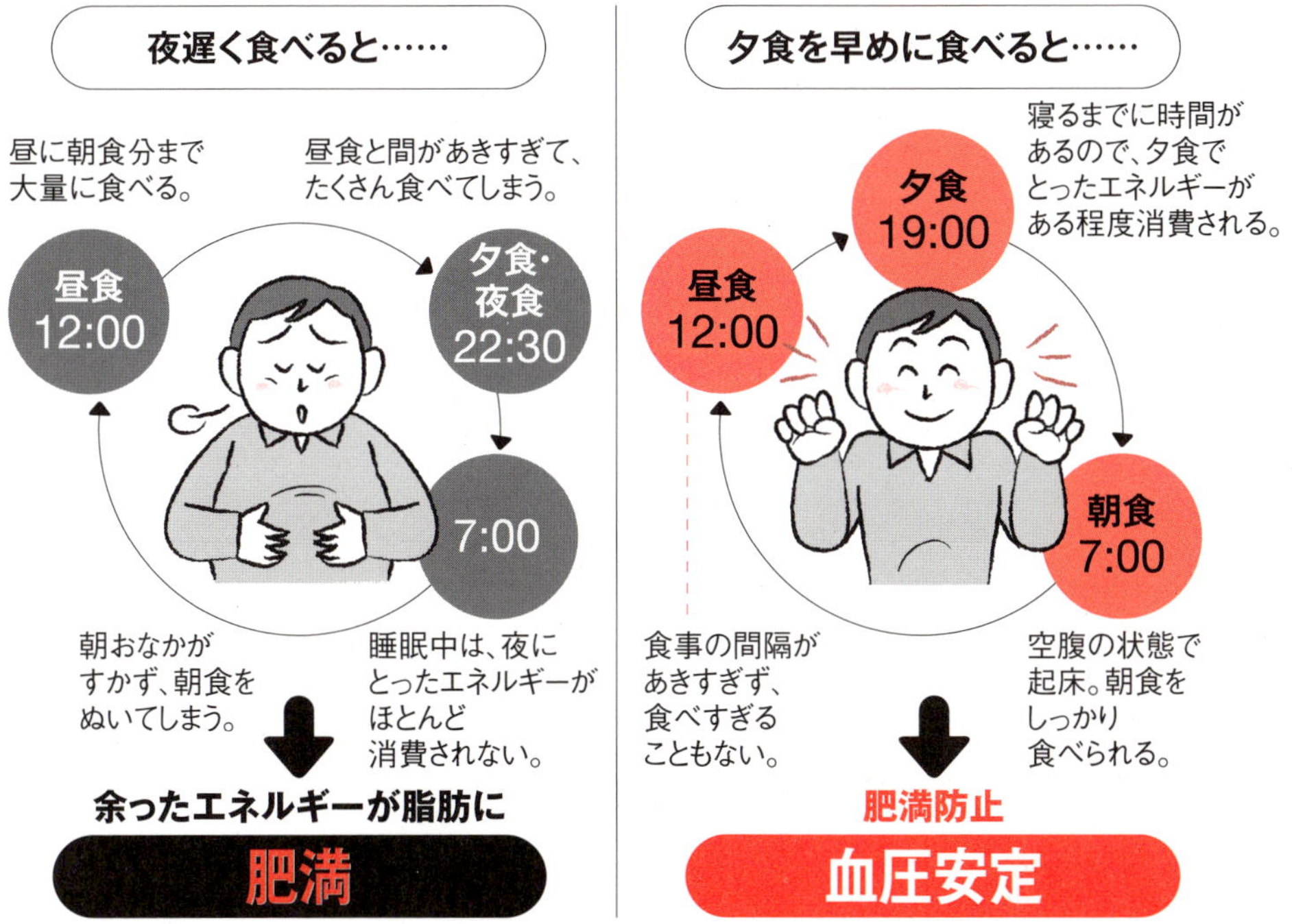
夜遅く食べると……
昼に朝食分まで
大量に食べる。
昼食と間があきすぎて、
たくさん食べてしまう。
昼食
12:00
夕食・
夜食
22:30
7:00
朝おなかが
すかず、朝食を
ぬいてしまう。
睡眠中は、夜に
とったエネルギーが
ほとんど
消費されない。
余ったエネルギーが脂肪に
肥満
夕食を早めに食べると……
寝るまでに時間が
あるので、夕食で
とったエネルギーが
ある程度消費される。
夕食
19:00
昼食
12:00
朝食
7:00
食事の間隔が
あきすぎず、
食べすぎる
こともない。
空腹の状態で
起床。朝食を
しっかり
食べられる。
肥満防止
血圧安定

規則正しい食生活も肥満の防止に

朝食ぬきも肥満をまねきます。1日3食、規則正しく食事をとりましょう。慣れるまでは、少しがまんが必要かもしれません。しかし、続けるうちに血圧低下や体重減少といった効果を実感できるようになります。

Dr.アドバイス

起床後に飲む1杯の水が食べすぎを防ぐ

朝目覚めたら、コップ1杯の水を飲む習慣をつけましょう。

睡眠中に発汗で失われた水分を補給するだけでなく、空っぽの胃に水を入れることで朝食の食べすぎを防いだり、腸を刺激して排便を促したりといった効果が期待できます。

排便時のいきみは血圧を大きく上げるので（P96参照）、その防止にもなります。

塩分NO&ダイエットのコツ②

〝肉・魚も食べるベジタリアン〟に

おかずは野菜をメインに考える

ふつうなら肉や魚などの主菜の献立から考えるが、減塩・カロリー減のためには、どの野菜を使うかをまず考えるとよい。

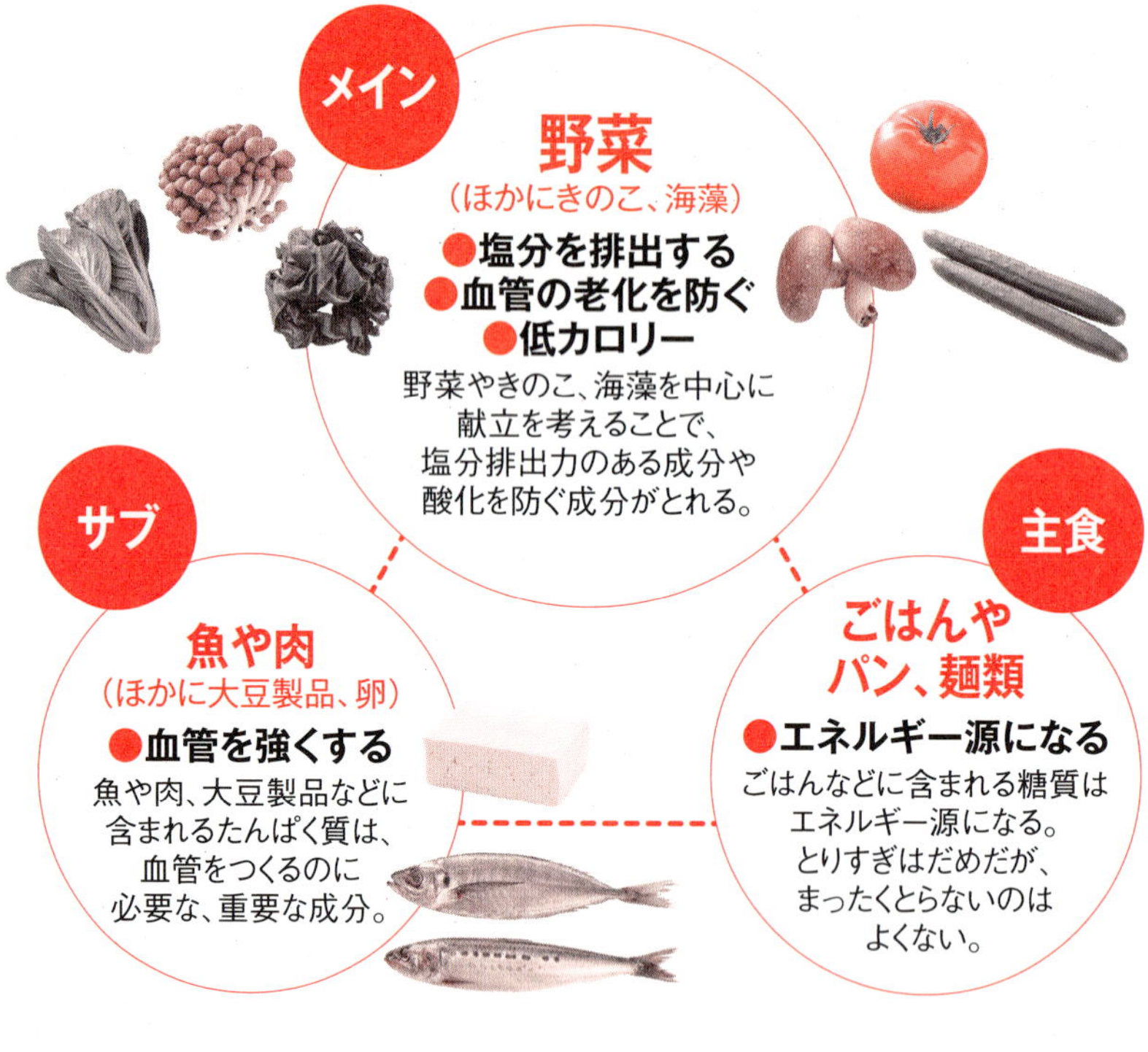

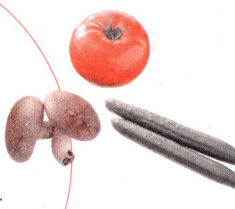

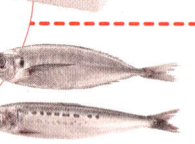

野菜中心に、いろいろな種類のものを食べる

献立を考える時は「今晩はハンバーグにしよう」などと主菜から先に考えますが、野菜中心の食生活に切りかえるために、まずその考えを変えてみましょう。

今までは脇役扱いだった野菜のおかずを主役にするのです。肉や魚は良質なたんぱく源として不可欠ですが、毎日たくさん食べる必要はありません。〝肉や魚もたまには食べるゆるいベジタリアン〟くらいがちょうどよいのです。

さまざまな食品を食べて、栄養バランスを整えることも大切。珍しいものを買わなくても、近所の八百屋やスーパーで売っているものから選べば十分です。

野菜メインなら1日でこんなに食べられる

巻頭の「塩分NOレシピでつくる満足ダイエットごはん」を例にした、1日の献立例。
野菜メインなら、減塩・カロリー減でももののたりなさを感じさせないボリュームに。

1Day

朝

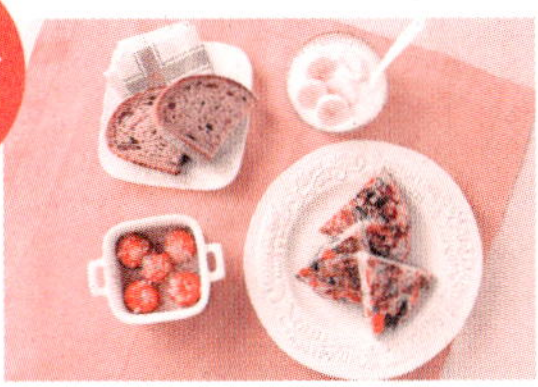

スパニッシュオムレツセット
エネルギー量　521kcal
塩分　1.6g
▶P14

＋

昼

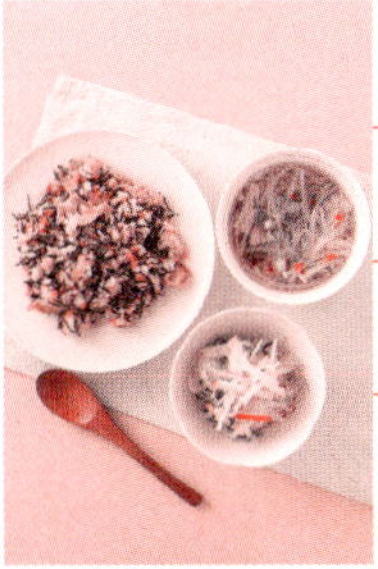

和風ひじきチャーハン
エネルギー量
533kcal
塩分
2.1g
▶P6

＋

夕

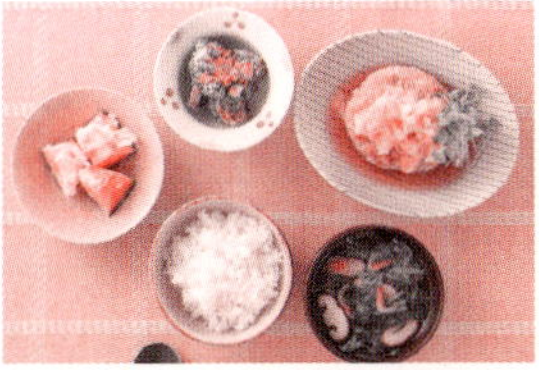

豆腐ハンバーグ定食
エネルギー量　593kcal
塩分　2.3g
▶P10

1日
エネルギー量 1647kcal
塩分 6g

2Day

朝

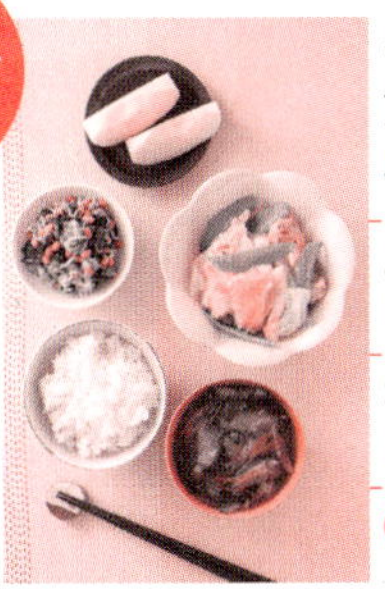

キャベツと油揚げの卵とじ定食
エネルギー量
526kcal
塩分
2.1g
▶P4

＋

昼

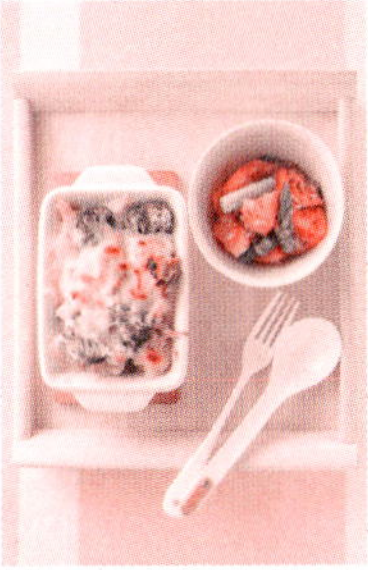

チキンマカロニグラタンとサラダのセット
エネルギー量
601kcal
塩分
1.5g
▶P12

＋

夕

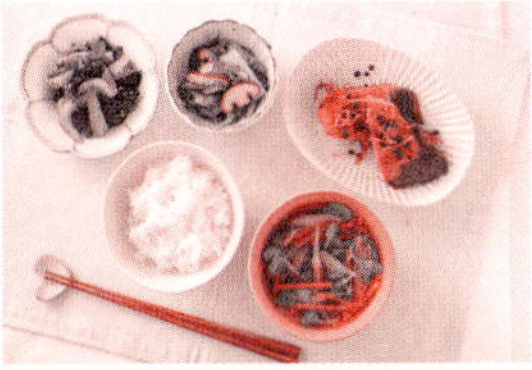

ぶりのさんしょう煮定食
エネルギー量　546kcal
塩分　2.4g
▶P8

1日
エネルギー量 1673kcal
塩分 6g

＊エネルギー量、塩分はすべて1人分。

食材① 野菜・海藻・きのこ

体から塩分を追い出す成分が豊富

高血圧の人がとりたい4つの成分

塩分に含まれるナトリウムを排出したり、
血圧を調節したりする成分を積極的にとることが、血圧対策になる。

1 カリウム

ナトリウムを体外に排出

体内のカリウムとナトリウムのバランスが崩れると、血圧が上がる。カリウムは、増えすぎたナトリウムを排出する働きがある。ただし、腎機能障害のある人は摂取制限が必要な場合もあるので、担当医の指示に従う。

2 食物繊維

ナトリウムを吸着して排出

腸内で余分なナトリウムを吸着して、体外に排出する。また、コレステロールを減らし、食後の血糖値の急上昇を抑える。便通を整えて、排便時の血圧急上昇を防ぐほか、胃の中でふくらんで食べすぎを防ぐ効果も。

3 カルシウム
4 マグネシウム

血管の収縮を調整

血管の収縮に関わるカルシウム、弛緩に関わるマグネシウムは、お互いに作用しあいながら血圧を調整している。両方とも不足しないようにとる。

マグネシウムは
ごまやアーモンド
などの種実に多い。
カルシウムの多い
青菜はごまあえに。

塩分排出力があるものをとるのも減塩対策

体内にとり入れる塩分を減らすと同時に、体内から出ていく塩分の量を増やせば減塩効果が高まります。そのためには、カリウム、食物繊維、カルシウム、マグネシウムといった塩分排出力のある栄養素や機能性成分をしっかりとることが大事です。

これらの成分は、野菜、果物、海藻、きのこなどに多く含まれています。特に野菜、海藻、きのこは低カロリーなので、減量中でも安心して食べられます。

抗酸化成分で血管老化を防ぐ

野菜や果物には、体内でビタミンAに

4成分が豊富で低カロリー

野菜　血管を守る抗酸化成分も豊富

▶食事へのとり入れ方はP60

カリウムや食物繊維だけでなく、酸化を防いで血管を守るβカロテン、ビタミンC、ビタミンE、ポリフェノールなども豊富。

緑黄色野菜

強い抗酸化作用をもつβカロテンが豊富。油を使って調理すると吸収率が高まる。小松菜、モロヘイヤ、トマト、にんじん、かぼちゃなど。

淡色野菜

きゅうりやなすなどは、カリウムが豊富で低カロリー。ごぼうやれんこん、大根などの根菜類は、食物繊維が豊富。

いも類

いも類に含まれるビタミンCは加熱してもこわれにくいのが特徴。ただし、主成分がごはんと同じ糖質なので、食べすぎには注意。

きのこ　超低カロリーで料理のかさ増しに最適

食物繊維が非常に豊富。加熱してもかさがあまり減らず、うまみ成分をもっているので、料理のボリュームアップや減塩調理にぴったり。

かさ増しに使う

スパニッシュオムレツ ▶P14
チキンマカロニグラタン ▶P12

海藻　ミネラルも食物繊維も豊富で超低カロリー

カリウムをはじめとするミネラルや食物繊維が豊富で、かつ超低カロリー。海藻自体がもつ塩分がうまみにもなる。佃煮などの加工品は塩分が多いので控える。

低カロリーの副菜に

オクラとわかめのしらす納豆 ▶P4
わかめときゅうりのしょうが酢あえ ▶P9

変わるβ《ベータ》カロテン、ビタミンC、ビタミンE、色素や渋みなどの成分であるポリフェノールも豊富に含まれています。

　これらのビタミンとポリフェノールはアンチエイジング効果が知られています。細胞などの酸化を防いで老化を遅らせる「抗酸化作用」が強いためです。

　血管に対しても、血液中の成分が酸化して動脈硬化が進行するのを防ぐなど、若々しさと健康を保つ効果があります。

Dr.アドバイス

海藻やオクラのネバネバは塩分を排出してくれる

海藻やオクラのネバネバの正体は、ムチンです。その主成分は水溶性食物繊維。腸内で余分なナトリウムを吸着して排出する働きがあり、血圧の上昇を防ぎます。コレステロールや糖の吸収もゆるやかにするので、脂質異常症や糖尿病の改善にも役立ちます。

食材❷ 野菜

緑黄色野菜を含めて1日5皿が目標

1日に野菜を5皿以上とれば目標達成

P57の1日の献立を例にした、皿数の数え方。1皿あたり約70gと考え、野菜を使ったおかずを5皿以上とると、1日350g以上の目標をクリアできる。

昼 和風ひじきチャーハン
▶P6

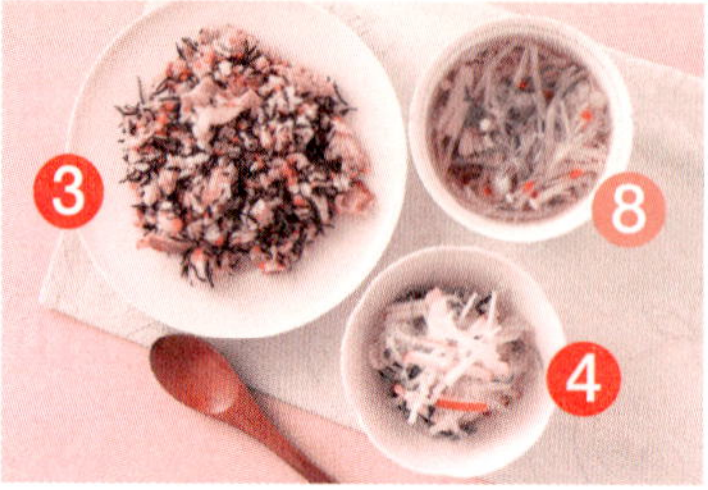

朝 スパニッシュオムレツセット
▶P14

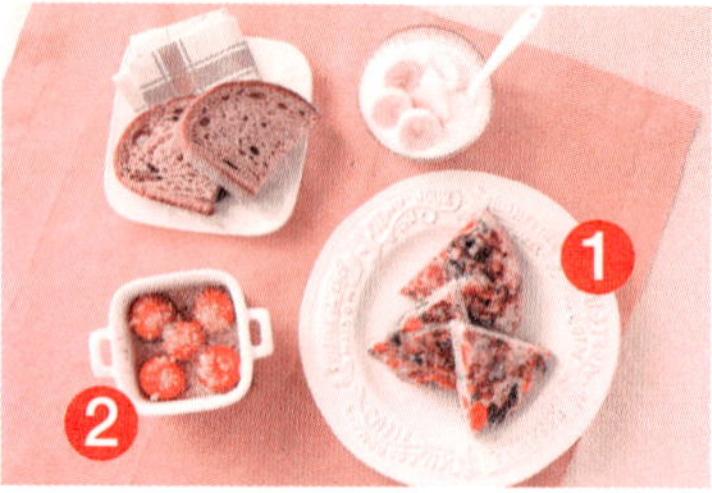

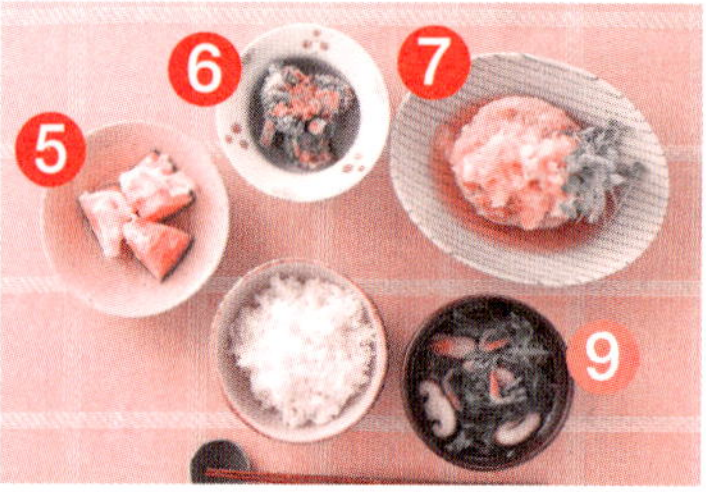

夕 豆腐ハンバーグ定食
▶P10

1. スパニッシュオムレツ
2. ミニトマトのグリル
3. 和風ひじきチャーハン
4. なます風あえ物
5. かぼちゃのミルク煮

5皿達成!

6. ブロッコリーのおかかマヨネーズあえ
7. 豆腐ハンバーグ
8. えのきともやしの中華スープ（0.5皿）
9. 春菊と桜海老のすまし汁（0.5皿）

汁物は野菜の量が少なめになることが多いので、1品0.5皿と数える。

野菜は1日に350g以上とる

野菜を食べる目標量は、1日350g以上です。そのうち緑黄色野菜を120g以上、淡色野菜は230g以上にするとバランスがよくなります。

1食分、つまり約120gの見た目の目安は、生野菜なら両手にいっぱい、加熱した野菜なら片方の手のひらにのる量です。料理をする前に、実際にはかってみるのもよいでしょう。

目標量を達成するコツは、〝野菜（約70g）を使った料理を1日5皿食べる〟と決めること。例えば、朝に1皿、昼に2皿、夜に2皿で計5皿ですから、さほど難しくはありません。

毎日の緑黄色野菜で血管を守る

緑黄色野菜にはβカロテンをはじめ、抗酸化作用で動脈硬化予防に役立つ成分や、高血圧対策にとりたい成分が豊富。特におすすめなのが、トマト、かぼちゃ、青菜。

トマト

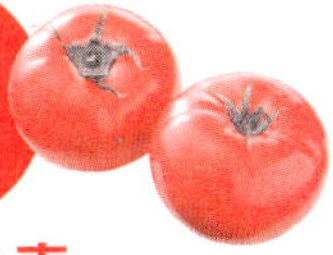

赤い色素リコピンには強い抗酸化作用あり

赤い色素であるリコピンは、βカロテンの2倍以上、ビタミンEの100倍以上の抗酸化力をもつとされる。ビタミンC、E、カリウムも多い。油を使って調理すると、リコピンの吸収率が上がる。

こうすればとれる

- ミニトマトを冷蔵庫に常備して
- おつまみに冷やしトマト
- パスタはトマトソースに
- ミニトマトのグリル ▶P14
- トマトとアスパラのマリネサラダ ▶P12

かぼちゃ

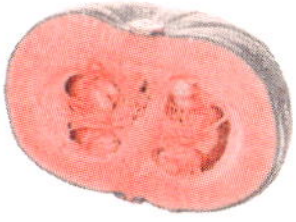

抗酸化成分が豊富。冬場の重要なビタミン源

体内でビタミンAにかわるβカロテンはじめ、ビタミンCやE、食物繊維やカリウムも豊富。冬至にかぼちゃを食べるのは、冬にビタミンをとるための知恵だとされる。

こうすればとれる

- 煮物やサラダで
- ポタージュスープなどスープの具として
- かぼちゃのミルク煮 ▶P11

青菜

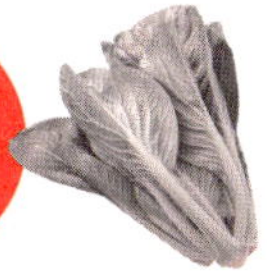

カルシウムが豊富。加熱すればたくさんとれる

小松菜やモロヘイヤなどの青菜は、カルシウムや食物繊維のほか、ビタミンCやEなど抗酸化作用のある成分も豊富。加熱するとかさが減るので、たくさん食べられる。

こうすればとれる

- おひたしやごまあえで
- 青菜の冷凍野菜を常備してみそ汁や炒め物に
- 小松菜のピリ辛煮びたし ▶P9
- 春菊と桜海老のすまし汁 ▶P11

カリウム摂取には生野菜、量をとるなら温野菜

高血圧の改善に役立つカリウムは、水に溶けやすいので、生野菜を中心に食べるとよいでしょう。抗酸化作用の強いビタミンCも同様です。ただし、ドレッシングやマヨネーズをかけすぎると塩分や脂質のとりすぎにつながります。味つけにはノンオイルのドレッシングやかんきつ類の果汁がおすすめです。

生野菜だけでは量をとれません。火を通した野菜も食べましょう。抗酸化作用の強いβ《ベータ》カロテンやリコピンは油に溶けやすいので、少量の油で炒めるなどすると効率よく摂取できます。

また、旬の野菜ほど本来の栄養素を多く含むとされます。そして何より、旬の野菜はおいしいものです。季節の新鮮な野菜を選び、食事を楽しみましょう。

食材③ 大豆・大豆製品

1日1回は大豆製品をとり入れる

大豆製品は高血圧対策の優等生

大豆や大豆製品には、血圧を調整したり、
動脈硬化予防に役立つ成分が多く含まれている。

良質なたんぱく源

血管を丈夫にする
たんぱく質が豊富。
たんぱく源である魚や
肉よりも低カロリー。

塩分を排出する成分が豊富

塩分排出に役立つ
カリウム、食物繊維
(P58参照)が豊富に
含まれる。

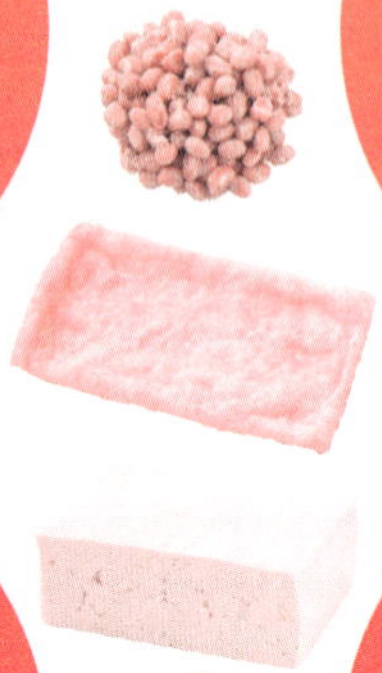

血圧調整に役立つ成分が豊富

カルシウムやマグネシウム
(P58参照)が豊富。
カルシウムの吸収率は、
牛乳並みによい*。

動脈硬化を防ぐ大豆特有の成分も

脂質の酸化を防ぐ大豆
サポニンやイソフラボン、
コレステロールの分解を
促すレシチンが、
動脈硬化予防に役立つ。

大豆製品には、
豆腐、油揚げ、
納豆のほかに、
凍り豆腐(高野豆腐)、
ゆばなどがある。

塩分排出、動脈硬化予防に役立つ成分がいっぱい

高血圧の人が積極的にとりたいのは、大豆や大豆製品です。大豆に豊富に含まれる良質のたんぱく質には、血管を丈夫にする働きがあります。たんぱく質源としては肉や魚もありますが、これらに比べて大豆や大豆製品は低カロリーで低脂質な点が魅力です。

また、大豆や大豆製品には、血圧を下げるのに役立つカルシウムとマグネシウム、カリウム、食物繊維も多く含まれています。さらに、大豆サポニンやイソフラボン、レシチンなど、脂質に作用する成分も豊富。大豆や大豆製品は、動脈硬化の予防の強い味方なのです。

＊垂水知恵ら「大豆たん白質研究」vol. 13、2010年

大豆製品をとり入れるのは意外と簡単

ふだんあまり大豆製品をとらない人は「1日1回」といわれるとハードルが高いと感じがち。
実際にはとても手軽に食事にとり入れることができる。

そのまま食べる・飲む

冷ややっこ　納豆　豆乳

そのまま手軽に食べたり飲んだりできる。豆腐は絹ごしより木綿のほうが、たんぱく質やカルシウムが多く含まれる。

みそ汁の具として

油揚げ（薄揚げ）　豆腐

みそ汁の具の定番。油揚げはきざんで冷凍しておくと使いやすい。豆腐はフリーズドライの商品を活用しても。

焼くだけで主食に

厚揚げ

厚揚げをオーブントースターやフライパンで焼いて薬味をのせれば、立派な一品に。

缶詰やレトルトを使う

大豆の水煮

自分で煮ると大変な水煮も、缶詰やレトルトならばそのままサラダやスープに入れることができる。

Point

油揚げは油ぬきでおいしくカロリーダウン

油揚げはカロリーが気になるが、熱湯をかけたりゆでたりすることでカロリーダウンができる。同時に、油くささがぬけるので、料理がおいしく仕上がる。

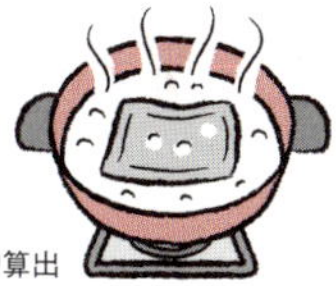

油揚げ（薄揚げ）は、ゆでることで約57%カロリーダウンできる。

●「日本食品標準成分表2015年版（七訂）」（文部科学省）より算出

冷蔵庫にストックして毎日とり入れる

豆腐や油揚げ、納豆などの大豆製品はさまざまな料理に使えるうえ、そのままでも食べられます。冷蔵庫につねに用意しておき、毎日食べましょう。

1日あたりの目安量は、豆腐なら3分の1丁程度（約110g）です。

Dr.アドバイス

納豆のネバネバには血栓を溶かす強い力がある

大豆を発酵させた納豆には、大豆にはない成分があります。ネバネバに含まれている「ナットウキナーゼ」という酵素です。ナットウキナーゼには血栓《けっせん》を溶かす強い作用があり、心筋梗塞《しんきんこうそく》や脳梗塞などの予防に役立ちます。また、血圧を下げる作用もあるとされています。

血栓は寝ている間にできやすいので、納豆は夕食に食べるとよいでしょう。

食材④ 魚

週2回は青背の魚を食べて血管を強化

青背の魚に多い脂肪酸は血管の老化を防ぐ

肉に含まれる脂肪と魚に含まれる脂肪では、性質が異なる。
動脈硬化予防、高血圧対策によいのは、魚に含まれる脂肪。

肉に含まれる脂肪
（飽和脂肪酸）
▼
コレステロールや
中性脂肪を増やす
▼
動脈硬化を進行させる

肉など動物性脂肪の多い食品に多く含まれる飽和脂肪酸は、血液中のコレステロールや中性脂肪を増やし、動脈硬化を進行させる。

魚に含まれる脂肪
（n-3系多価不飽和脂肪酸）
▼
コレステロール値や
中性脂肪値を改善
▼
動脈硬化を予防する

EPAなどのn-3系多価不飽和脂肪酸は青背の魚に多く含まれる。この脂肪酸の摂取量が多い人は血圧が低い傾向がある。

高血圧対策のためにとりたい魚

n-3系多価不飽和脂肪酸が多く含まれる魚の例（数字は可食部100gあたりのn-3系多価不飽和脂肪酸の量）。

さんま	3.78g	さば	2.12g
ぶり	3.35g	かつお	（秋どり）1.57g
いわし	2.10g	あじ	1.05g

●「日本食品標準成分表2015年版（七訂）」（文部科学省）より算出

魚を多く食べる人ほど心血管病のリスクが低い

たんぱく質には、大豆などに含まれる「植物性」と、肉や魚、卵などに含まれる「動物性」があります。動物性たんぱく質には、体では合成できない「必須アミノ酸」が豊富に含まれています。適度にとりたいものです。血圧や肥満が気になる人は、肉よりも魚がおすすめ。特にさんまやぶりなどの青背の魚を食べましょう。

青背の魚には、たんぱく質だけでなく、EPAなどのn-3系多価不飽和脂肪酸も含まれています。n-3系多価不飽和脂肪酸の摂取量が多い人は血圧が低い傾向があり、高血圧の人が摂取量を増やすと血圧が下がるという報告があります。

酸味や薬味を使って薄味で食べる

丸ごと成分をとることができ、調味料の塩分が少ない食べ方がベスト。
特におすすめなのが生で食べるさしみやマリネ。

さしみ、マリネで丸ごと食べる

脂肪酸は加熱すると落ちやすい。さしみは手軽に丸ごととれるが、しょうゆのつけすぎに注意。酸味やハーブを活かしたマリネなら、塩分控えめでもおいしい。

塩なしで焼いて食べる

魚にはもともと塩分が含まれている。焼き魚にする場合は塩をふらずに焼き、大根おろしを添えたり、レモンやすだちなどをしぼって食べるとよい。

薄味で煮て食べる

脂肪酸は煮汁に溶け出すので、煮汁ごと食べるのがおすすめ。ただし、塩分のとりすぎにならないよう、薄味にする。

Point

EPAなどの不飽和脂肪酸は、古くなると動脈硬化を進める過酸化脂質になってしまう。新鮮な魚を選び、おいしく動脈硬化予防を。

新鮮な魚を選ばないと逆効果になる

1尾魚

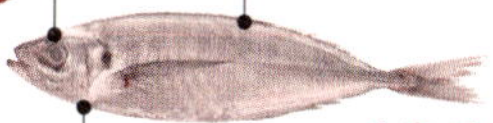
充血なく
澄んだ目
硬く、ハリツヤ
のよい胴
にごりのない
血の色をしたエラ
生臭くない

切り身

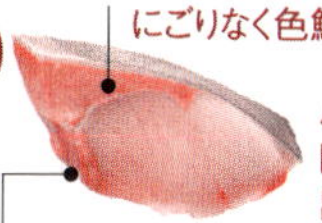

1日1回は魚をとる。週2回は青背の魚に

1日1回は魚介類を主菜にした食事をとるのが理想です。そのうち、週2回は青背の魚をとりましょう。

青背の魚を週に2回食べれば、心筋梗《しんきんこう》塞《そく》などの心臓の病気の発症が減るとされています。

Dr.アドバイス

肉は低脂肪のヒレやももを選ぶ

高血圧だからといって肉を食べてはいけないわけではありません。肉も良質のたんぱく源ですから、魚と合わせてとりたいものです。ただし、毎日のように食べると脂質のとりすぎにつながります。たまに食べるくらいがよいでしょう。

食べる時は、牛肉や豚肉ならヒレやもも、鶏肉ならササミや皮をとったものなど、低脂質の部位を選びます。網焼きなど脂肪が落ちる調理法がベストです。

食材5 果物

朝食には生の果物を1品追加する

血管を強くする栄養素が豊富

果物には、高血圧対策にぴったりな成分が豊富に含まれる。
さらに、甘いのにお菓子よりもずっと低カロリー。

塩分排出、抗酸化の力をもつ成分が豊富

カリウムや食物繊維、マグネシウムなどの高血圧対策にとりたい成分（P58参照）や、ビタミンCをはじめとする抗酸化成分も豊富。エネルギー源となる糖質も多い。

ほかのおやつより低カロリー

ドーナツ（オールドファッション）は1つ300～450kcal、ロールケーキは1切れ約200kcal、大福は1つ約200kcalと、高カロリー。果物は明らかにカロリーが低い（下の表参照）。

高血圧対策におすすめの果物

可食部100gあたりのエネルギー量や、高血圧対策に役立つ成分の量。

	エネルギー	カリウム	マグネシウム	食物繊維
いちご	34kcal	170mg	13mg	1.4g
りんご	61kcal	120mg	5mg	1.9g
みかん	46kcal	150mg	11mg	1.0g
バナナ	86kcal	360mg	32mg	1.1g

●「日本食品標準成分表2015年版（七訂）」（文部科学省）より算出

食物繊維もカリウムも余すところなくとれる

朝食にフルーツを食べる習慣が、高血圧改善に役立ちます。

果物には、余分なナトリウムを排出して血圧を下げる働きをするカリウムや食物繊維、抗酸化作用で血管の若々しさを保つビタミンC、ポリフェノールが豊富に含まれています。しかも、生でそのまま食べられ、忙しい朝にもぴったり。

1日にとりたい果物の量は200gですが、ほとんどの人がとれていません。ぜひ朝のデザートにとり入れてください。

ただし、果物の果糖は中性脂肪に変わりやすいので、とりすぎは禁物です。

果物は朝、生で丸ごと食べる

果物のもつ成分を最も効果的にとるには、朝食に生の果物をとり入れるとよい。

朝食べる

果物に含まれる果糖はすばやくエネルギー源になる。夜にとると、余剰分は中性脂肪に。〝朝の果物は金〟といわれるとおり、エネルギーが枯渇している朝にとるとよい。

すぐに食べる

皮をむいたり切ったりすると、酸化がはじまるのですぐに食べる。時間の経過とともに栄養素は減っていく。購入後は早めに食べる。

生で丸ごと食べる

皮の部分には食物繊維などの成分が豊富。りんごの皮、みかんの袋や白い筋はそのまま食べるとよい。ジュースにすると栄養素や食物繊維は減ってしまう。生で食べる。

量を決めて食べる

下記は、1回に食べたい約100gの目安。果糖は体内で中性脂肪になりやすい。食べすぎないようにする。

りんごなら1/3個　みかんなら1個　バナナなら1本

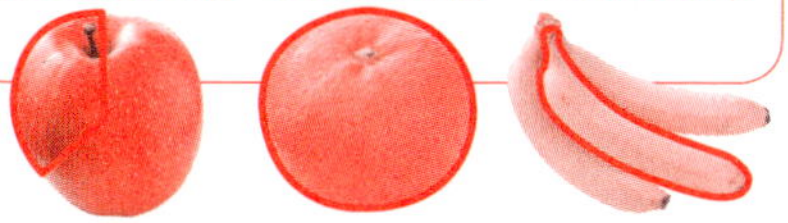

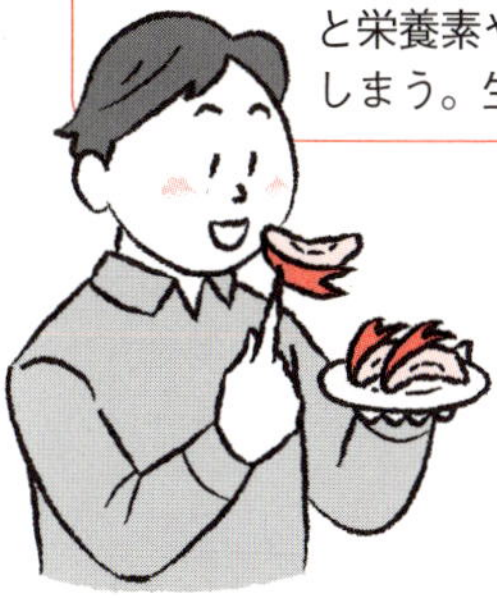

りんご生産のさかんな地方では
高血圧の人が少ない。
皮に多く含まれるポリフェノールの
アントシアニンや食物繊維の
ペクチンの働きだとされている。
農薬には気をつけて、
皮のまま食べるのがおすすめ。

Dr.アドバイス

カルシウム豊富な乳製品をデザートや料理にとり入れる

果物と相性がよいのは、牛乳やヨーグルトなどの乳製品です。乳製品のカルシウムは血圧改善に役立ちますが（P58参照）、かんきつ類に多いクエン酸といっしょにとると吸収率が高まります。乳製品のたんぱく質に多く含まれるカゼインにも、高血圧予防の働きがあります。

また、魚介類やきのこに多く含まれているビタミンDもカルシウムの吸収を高めます。乳製品と組み合わせた料理もおすすめです。

組み合わせると吸収率アップ

- 牛乳やチーズを使って魚介類やきのこを調理
- かんきつ類をヨーグルトに入れて

ビタミンDが多い魚介類やきのこ、クエン酸の多いかんきつ類と乳製品をいっしょにとると、カルシウムの吸収率が上がる。

おいしく塩分NO

味つけの主役をまず1週間変える

何げなくかけるしょうゆが塩分を増やす

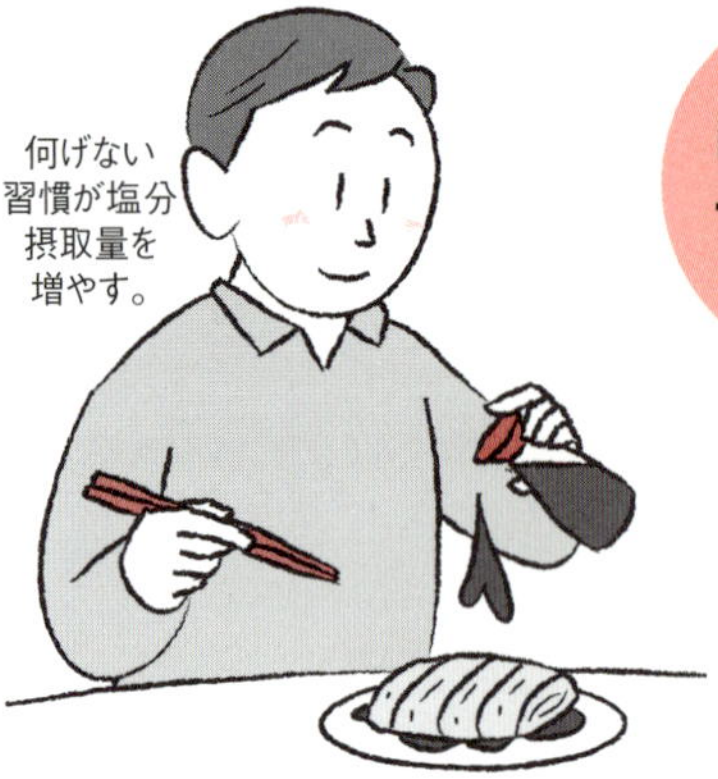

しょうゆを1回かける ▶ 塩分0.5~1g追加に

食卓で味見もせずにかけてしまっているしょうゆやドレッシング。しょうゆの場合、少し（小さじ½）かけると約0.5g、多めに（小さじ１）かけると約1gも塩分をとってしまうことに。

主な調味料の塩分量

各調味料の小さじ1杯あたりの塩分量。

調味料	食塩相当量	調味料	食塩相当量
しょうゆ（濃口）	0.9g	ウスターソース	0.5g
しょうゆ（薄口）	1g	マヨネーズ	0.1g
塩	5.9g	トマトケチャップ	0.2g
みそ	0.7g	和風ドレッシング	0.2g
めんつゆ	0.2g	酢	0g

●「日本食品標準成分表2015年版（七訂）」（文部科学省）より算出

塩分には中毒性がある

森で古来の狩猟採集生活を営む西アフリカの民族を調査したところ、彼らは年をとっていても血圧が低く、同じ民族でも町に出ていった人々は血圧が高いことがわかりました。[*]

その原因は塩だとされています。文明の進化で塩を手軽に入手できるようになり、高血圧という病気が現れたのです。

ではなぜ、人々は塩をたくさんとるようになったのでしょうか。最大の原因は〝おいしい〟からです。塩分には麻薬と同様、中毒性があります。塩分の強いものを食べていると、どんどん味の濃いものを求めるようになるのです。

＊『NHKスペシャル　病の起源　がんと脳卒中』NHK取材班（宝島社）

加える塩分を減らすことからはじめる

食卓の塩やしょうゆを撤去する ▶ **塩分1gカットに**

塩分を追加するのをやめるために、まずは食卓に塩分を含む調味料を置かないようにする。しょうゆ（小さじ1）、ソース（小さじ2）、塩（ひとつまみ）をやめるだけで、塩分を1gカットできる。

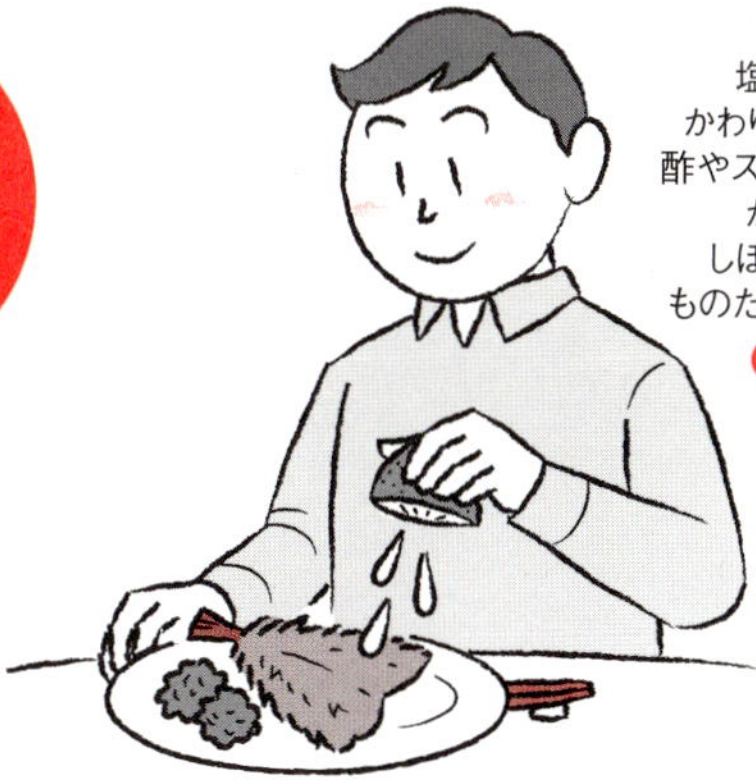

塩やしょうゆのかわりに、塩分ゼロの酢やスパイスをかけたり、かんきつ類をしぼったりすれば、ものたりなさはなくなる。

▶P72、74

どうしても使いたい時は……

減塩調味料を使う

いきなり塩やしょうゆを食卓からなくすのに抵抗がある場合は、市販されている減塩調味料を試してみるのもよい。ただし、使いすぎると意味がない。あくまでも少しだけ使う。

かけずにつける

料理の上から調味料をかけるのではなく、減塩調味料を小皿にとって少しずつつけながら食べる。最初の一口は調味料をつけずに食べ、必要ならば調味料を少しつけるようにする。

表面だけに味をつける

表面に味がついていれば、塩分が少なくても満足できる。焼き魚は焼く直前に塩をふり、煮物のしょうゆは仕上げに加えて、中にしみ込まないようにする。

1週間減塩すれば本来の味覚が戻ってくる

高血圧の人は、すでに〝塩分中毒〟に陥っているのではないでしょうか。減塩をして、中毒から脱しましょう。

日本での食塩摂取量の90％はしょうゆやみそなどの加工品からのものです。まずは、塩やしょうゆ、ソースなどの塩分の多い調味料の量を減らすことからはじめましょう。塩のかわりに天然だしや香辛料、酢などを使えばおいしく食べることができます。

減塩生活をはじめて、早ければ1週間で薄味に慣れてきます。2週間も続ければ、薄味を好む味覚に変わってきます。野菜や肉、魚などがもともっているうまみを感じられるようになり、味の薄いもののほうがおいしいと思うようになります。

塩分NOテクニック1 うまみ

天然だし＋素材のうまみを味方に

3大うまみ成分を多く含む食材

うまみ成分の代表は、アミノ酸系の「グルタミン酸」と、核酸系の「イノシン酸」「グアニル酸」。だしの材料のほか、さまざまな食材に含まれている。

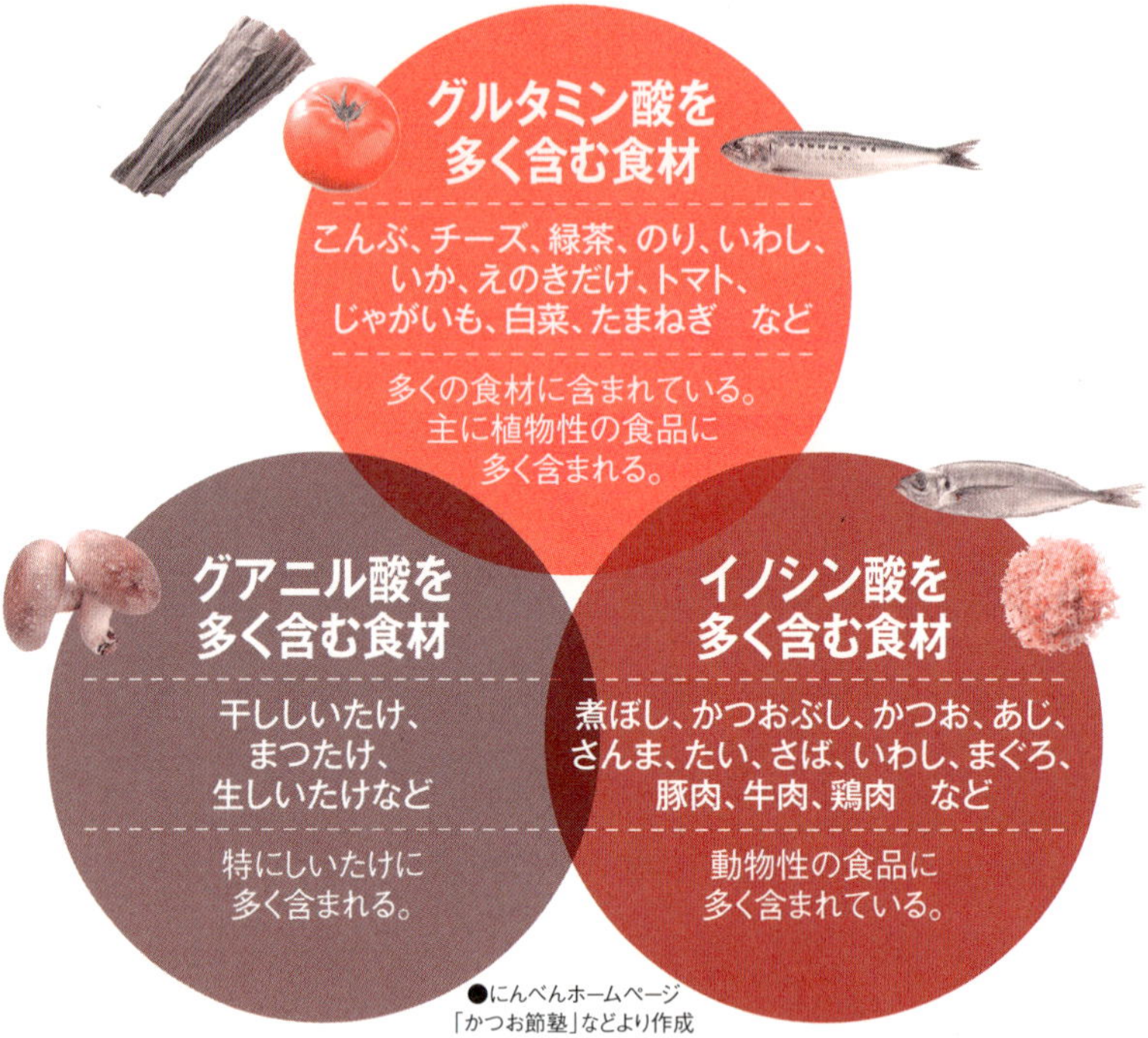

グルタミン酸を多く含む食材
こんぶ、チーズ、緑茶、のり、いわし、いか、えのきだけ、トマト、じゃがいも、白菜、たまねぎ　など
多くの食材に含まれている。主に植物性の食品に多く含まれる。
グアニル酸を多く含む食材
干ししいたけ、まつたけ、生しいたけなど
特にしいたけに多く含まれる。
イノシン酸を多く含む食材
煮ぼし、かつおぶし、かつお、あじ、さんま、たい、さば、いわし、まぐろ、豚肉、牛肉、鶏肉　など
動物性の食品に多く含まれている。

●にんべんホームページ「かつお節塾」などより作成

うまみの力で塩分に負けないおいしさを

「うまみ」は、「甘み」「酸味」「塩味」「苦み」とともに味覚のひとつです。こんぶに含まれるグルタミン酸、かつおぶしに含まれるイノシン酸、干ししいたけに含まれるグアニル酸などがあります。

実は、母乳にもグルタミン酸が多く含まれています。私たちは赤ちゃんのころからグルタミン酸のうまみに慣れ親しんでいるのです。

だしは顆粒ではなく天然素材でとる

うまみは、だしに含まれています。ただし、市販の顆粒和風だしを使うと、みそ汁1杯分150㎖のだしの中に含まれる塩

うまみの簡単活用テクニック

無塩の天然素材のだしパックを使う

かつおぶしやこんぶ、干ししいたけ、焼きあごなど、さまざまな天然素材を1回分のパックに入れただしパックを購入すれば、簡単に天然だしがとれる。ただし、無塩のものを選ぶ。

つけておくだけの簡単だしをストック

こんぶだしは水にこんぶを入れて一晩置くだけ、しいたけだしは干ししいたけを水に入れて一晩置くだけで簡単にできる。たくさんつくって冷凍しておけば、いつでも使える。

うまみの組み合わせでもっとおいしく

- こんぶ+かつおの和風だし
- たまねぎなどの野菜+肉類の洋風だし
- トマト+肉類の煮込み料理

異なるうまみを組み合わせると、相乗効果でより強いうまみが生まれる。特に、グルタミン酸と核酸系（イノシン酸やグアニル酸）の組み合わせがおすすめ。

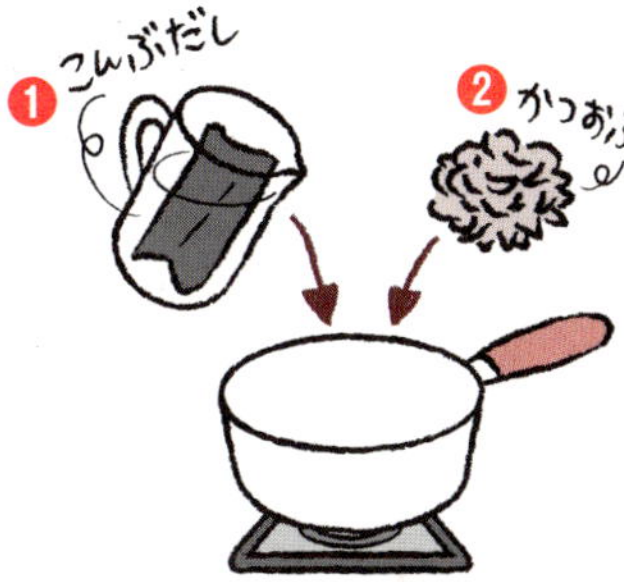

❶一晩置いたこんぶだしとこんぶを火にかけ、沸騰直前にこんぶをとり出す。❷沸騰したらかつおぶしを入れて火を止め、ざるでこせば、こんぶとかつおの合わせだしに。

分は約0.4g。かつおぶしからとった天然だしの塩分は0.2gで、顆粒和風だしの半分です。

減塩のためには、天然だしをとるようにします。

面倒だと敬遠する人もいますが、実は簡単（上記参照）です。しかも、塩味にたよらない本来のおいしさがあります。今日から天然だし生活をはじめましょう。

Dr.アドバイス

脂質の少量づかいでうまみをプラス

カロリー減のためには、高カロリーの脂質はできるだけ避けるのが基本です。ただ、脂分は減塩料理にコクをプラスするとともに、空腹対策にもなります。例えばマヨネーズは小さじ1で28kcalもありますが、塩分は0.1gと少なめ。少し使えば料理の味が深まります（P11参照）。脂質は少量をうまくとり入れましょう。

塩分NOテクニック❷ 酸味

酢は血圧を下げ、レモンは塩味を強化

毎日大さじ1の酢をとると血圧が低下

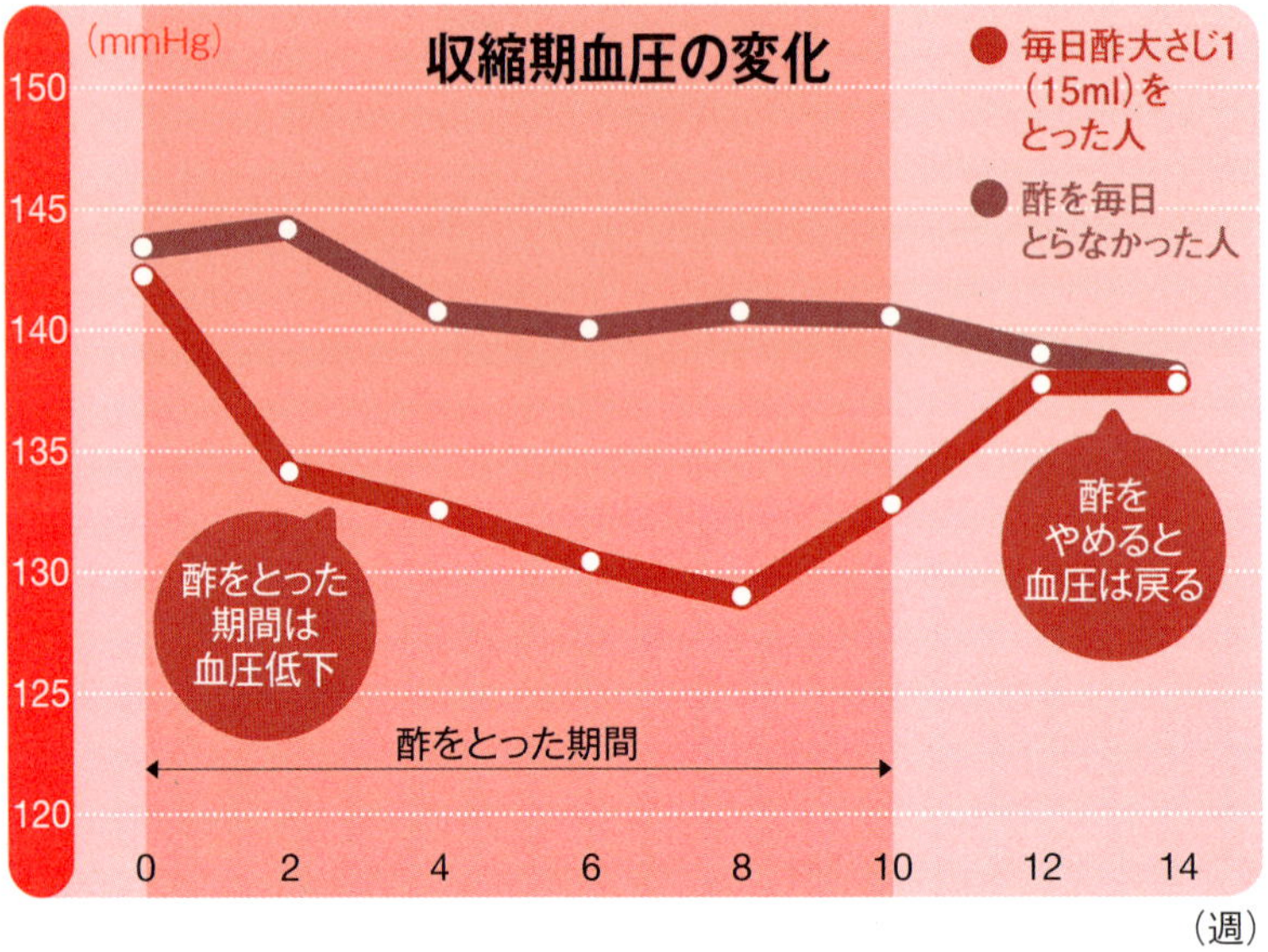

血圧が高め(収縮期血圧130〜159mmHg、拡張期血圧85〜99mmHg)の男女が、酢約15mlを含む飲料を1日100ml、10週間毎日摂取した。10週間摂取後、平均で収縮期血圧が6.5%、拡張期血圧が8.0%低下。摂取をやめると、再び血圧は上がってきた。

●梶本修身ほか「健康・栄養食品研究」(2003年)より作成

酢は血管を守る力をもつ調味料

酢に含まれている酢酸には、とり続けることで、血圧や血中総コレステロール値を下げる効果があることが実験により認められています。そのほか、酢は食後の急激な血糖値の上昇を抑えることもわかっています。

酢には、高血圧だけでなくメタボリックシンドロームを改善し、血管を守る働きがあるのです。

さらに、酢のクエン酸には、疲労回復効果もあります。クエン酸は、レモンなどのかんきつ類にも多く含まれています。酢もかんきつ類も塩分ゼロ。積極的に料理にとり入れたいものです。

酸味活用3つのテクニック

肉や魚をつけ込む料理に使う

肉や魚料理に酢を使うと、たんぱく質内の酵素が活性化して、うまみ成分が増え、塩分が少なくてもおいしく感じられるように。

例

- 鶏肉の下味
- マリネ、しめさば

塩分NO料理にかける、あえる

酸味成分のクエン酸は、塩分が濃いところに加えると塩味が弱まるが、塩分控えめの料理に加えると塩味が強まる。

例

- なます風あえ物 ▶P7
- わかめときゅうりのしょうが酢あえ ▶P9
- トマトとアスパラのマリネサラダ ▶P12

しょうゆやドレッシングがわりに食卓に置く

食卓に置いて、しょうゆやドレッシングのかわりに酢を使う。食卓で塩分をプラスすることがなくなり、減塩になる。

例

- 焼き魚や炒め物にかける
- ぎょうざのたれにする
- しょうが酢をドレッシングに ▶P16

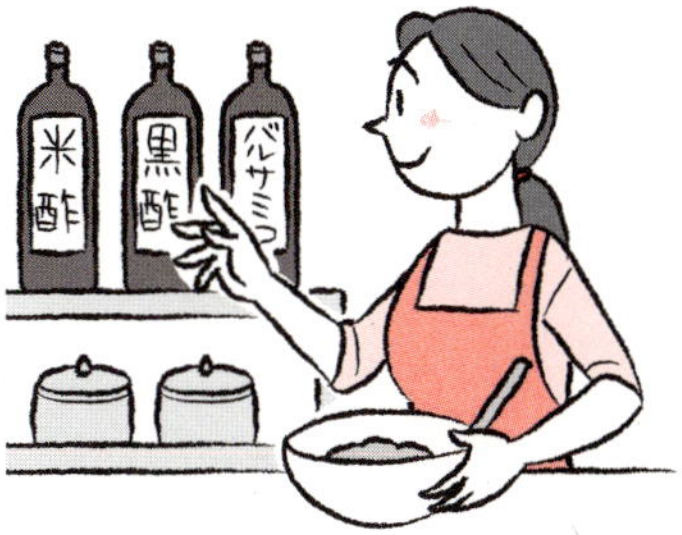

日本でおなじみの米酢のほか、アミノ酸が豊富な黒酢、クセの少ないワインビネガー、まろやかなバルサミコ酢など、さまざまな種類の酢がある。好みの酢を選んで楽しもう。

酸味はうまみを引き出し塩味を強く感じさせる

酢は健康によいだけでなく、料理をおいしくする効果もあります。酢が素材のたんぱく質に含まれる酵素を活性化し、うまみ成分のアミノ酸を増やすことで、素材の風味を引き出してくれるのです。

また、クエン酸には少量の塩分を強く感じさせる作用も。塩分控えめの料理に酢を入れると塩味が引き立ちます。

Dr.アドバイス

〝薄味〟〝減塩〟ではなくこだわりの味つけと考える

人の味覚は、言葉に大きく影響されることがわかっています。例えば、減塩料理を「塩分控えめの料理」といって出されるのと、「だしを利かせた料理」といって出されるのとでは、食べる人の感じ方が変わります。同じ塩分濃度でも、後者のほうが濃く、おいしく感じるのです。

塩分NOテクニック③

薬味・スパイス

スパイスや香味野菜でアクセントを

塩味に負けないおいしさを生む

味が濃く感じられる

さんしょうやとうがらしのような、刺激の強いスパイスは、脳に強い刺激を与える。それによって、塩味を濃く感じさせると考えられている。

うまみが増える

とうがらしには、うまみも含まれている。とうがらしを使った調味料（七味や豆板醤《とうばんじゃん》など）を料理に使うと、辛さをプラスするだけでなく、料理の風味もよくしてくれる。

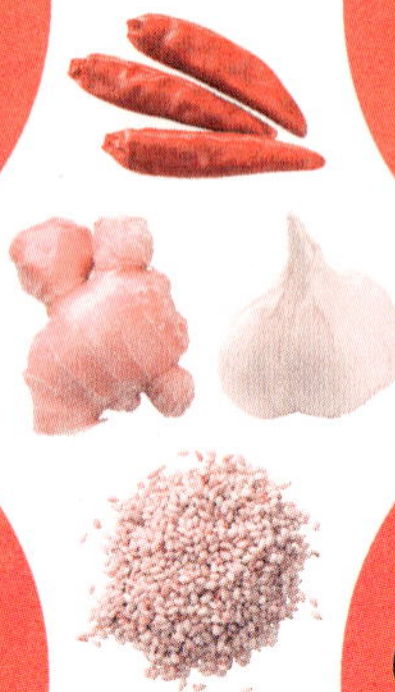

香りや風味がアクセントに

しょうがや青じそ、みょうが、にんにくなどの香味野菜は、独特の香りや風味が強い野菜。食欲をそそるとともに、料理のアクセントとなる。塩分少なめを感じさせない。

血管によい成分も豊富

ねぎやたまねぎ、にんにく、ニラなどの特徴的なにおいのもとであるアリシン、青じそや三つ葉、ニラに豊富なβ《ベータ》カロテンは、抗酸化作用をもつ。

写真の食材のほかに、三つ葉、青じそ、たまねぎ、ねぎ、みょうが、ニラ、セロリ、さんしょう、こしょう、カレー粉、からし、わさび、ハーブ（バジル、タイムなど）も活用できる。

独特の風味がうまみをプラスする

減塩生活の強い味方となってくれるのが、スパイスや香味野菜です。香りや辛み、苦みなどが添えられることで味が引き立ち、薄味でも満足いく味わいになります。例えばとうがらしを料理に使うと、辛みが加わるだけでなく、素材のうまみが増すことがわかっています。

スパイスには抗酸化作用のほか、脂肪燃焼や血行促進など、さまざまな作用があるものが多く、香味野菜にも栄養素や抗酸化成分が豊富に含まれています。

料理にスパイスをひとふりしたり、香味野菜を添えることからはじめて、いろいろな料理にとり入れてみましょう。

郵　便　は　が　き

お手数ですが、
切手を
おはりください。

151-0051

東京都渋谷区千駄ヶ谷4-9-7

(株) 幻 冬 舎

「専門医が教える
高血圧でも長生きする本」係行

ご住所　〒□□□-□□□□ Tel.(　　-　　-　　) Fax.(　　-　　-　　)			
お名前	ご職業		男
	生年月日　　年　月　日		女
eメールアドレス：			
購読している新聞	購読している雑誌	お好きな作家	

◎本書をお買い上げいただき、誠にありがとうございました。
質問にお答えいただけたら幸いです。

◆「専門医が教える 高血圧でも長生きする本」をお求めになった動機は？

① 書店で見て ② 新聞で見て ③ 雑誌で見て
④ 案内書を見て ⑤ 知人にすすめられて
⑥ プレゼントされて ⑦ その他（ ）

◆本書のご感想をお書きください。

今後、弊社のご案内をお送りしてもよろしいですか。

（ はい・いいえ ）

ご記入いただきました個人情報については、許可なく他の目的で使用することはありません。

ご協力ありがとうございました。

薬味に、味つけに、主役にといろいろ使える

スパイスや香味野菜は、使い慣れていないと
食事にとり入れにくいと思いがち。
段階を追って食事にとり入れてみよう。

Step 1 薬味としてのせる 仕上げにかける

まずは薬味として豆腐にのせたり、仕上げに七味やさんしょうをかけたりというおなじみの方法で使ってみる。香味野菜はたっぷりのせるのがポイント。

例

冷ややっこ
（薬味にねぎやしょうが、みょうがをのせる）

えのきともやしの中華スープ
（ラー油を仕上げにかける）▶P7

ブロッコリーのおかかマヨネーズあえ
（七味を仕上げにかける）▶P11

Step 2 食材をあえる 味つけに使う

ごまであえたり、煮魚にしょうがやさんしょうを使ったり、料理全体の味つけに使う。あえ物では酢や砂糖などの甘みと使うと、塩分ゼロを感じさせない味わいに。

例

オクラとわかめのしらす納豆
（ごまを混ぜる）▶P4

なます風あえ物
（ごま、三つ葉を混ぜる）▶P7

小松菜のピリ辛煮びたし
（豆板醤で炒める）▶P9

ぶりのさんしょう煮
（しょうが、実ざんしょうの佃煮と煮る）▶P9

トマトとアスパラのマリネサラダ
（たまねぎであえる）▶P12

Step 3 主役として使う

みそ汁の具としてなど、主役として使う。みそ汁ならば、みそが少なくても薄味だと感じさせない香り豊かな一品になる。

例

香味野菜となすのみそ汁
（みょうが、しょうが、青じそを具にする）▶P4

Dr.アドバイス

メリハリがあればものたりなさは感じない

減塩生活を成功させる秘訣は、料理すべてを減塩するのではなく、献立のうち好きな1品はふつうの味つけにして、ほかの料理の塩分を極力減らすこと。塩分ゼロにしても、だしやスパイス、香味野菜などを使えば、ものたりなさは感じません。しかも、1品は食べ慣れた味なので、減塩のストレスも感じずにすみます。巻頭（P1～16参照）では塩分ゼロでも大満足のレシピを紹介しています。ぜひ試してください。

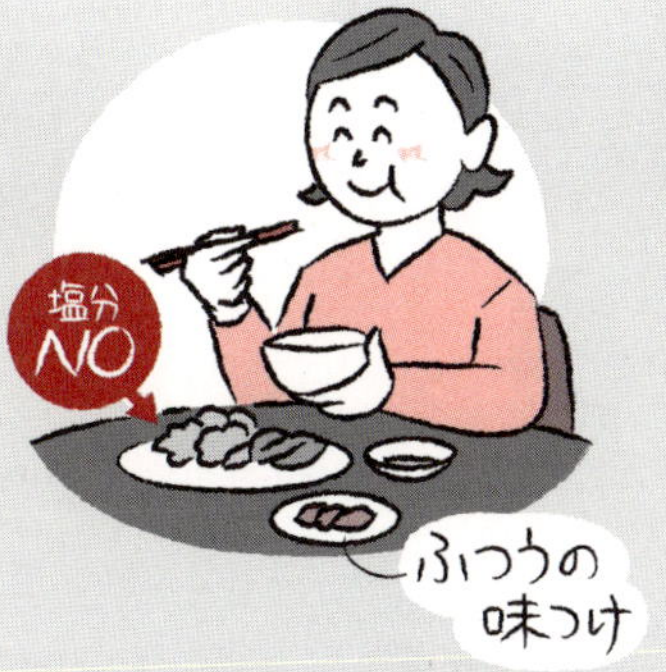

全部が薄味だと味気なく減塩が続かないが、味にメリハリがあれば、おいしく減塩できる。

加工食品

食塩相当量を確認。まずは少し減らす

1食で塩分を6g以上とってしまうことも

朝食で食べる加工食品に含まれる塩分量の例。
加工食品が多いと、洋食では約4g、和食では10g以上の塩分をとってしまうことも。

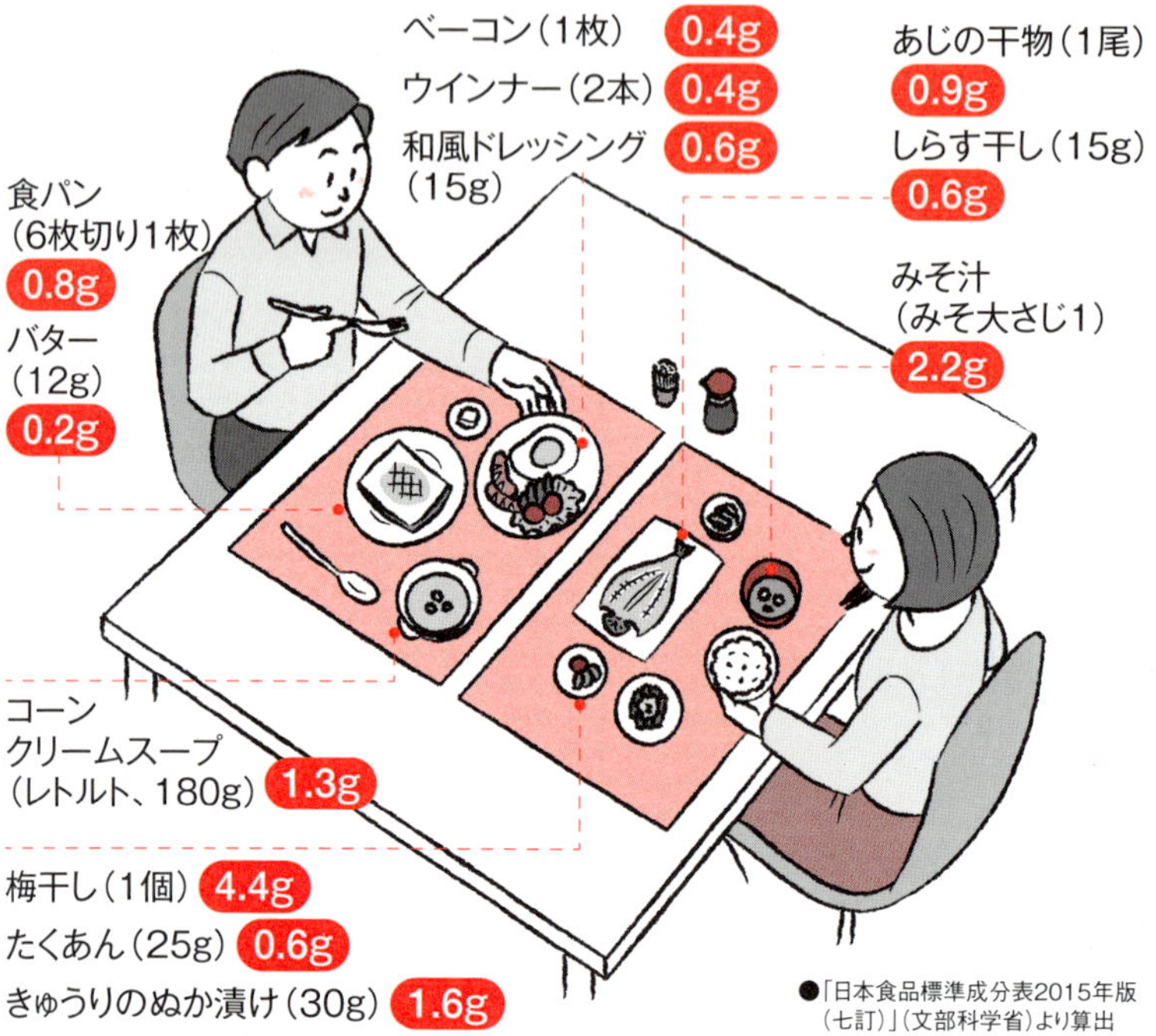

●「日本食品標準成分表2015年版（七訂）」（文部科学省）より算出

加工食品には塩分が多く含まれている

高血圧の人が控えたい食品は、魚の干物、ハムなどの魚や肉の加工品、インスタントラーメンなどの加工食品です。長期保存を可能にし、風味をよくするために、塩分を多く含んでいるからです。

加工食品には添加物としてリンが含まれているものが多く、その過剰摂取も問題です。

リンはほとんどの食品に含まれており、通常はたりています。加工食品をとりすぎるとリンが過剰になり、カルシウムが不足したり、腎臓に負担がかかって、高血圧の人が陥りやすい腎機能の低下を悪化させたりします。

少しの工夫で加工食品は減らせる

ほかのものに置きかえる

ドレッシングを、酢やかんきつ類などに置きかえる（P72参照）。減塩調味料や減塩食品も市販されているので、必要に応じてとり入れる。

減塩食品の塩分量の例

和風ドレッシング（15g）0.6g
→酢、かんきつ類 0g

焼きちくわ（100g）2.1g
→30%減塩焼きちくわ 1.3g

ラーメン（1食分）7.9g
→減塩ラーメン 4.2g

●「JSH減塩食品リスト」（日本高血圧学会減塩委員会）等より算出

塩分の多いものを覚えておく

P76に紹介した食品のように、塩分の多い食品を覚えておき、食べる量や回数を減らしながらつきあうようにする。

加工食品の塩分量

パン、麺類	▶P53
塩ざけ（1切れ）	1.4g
塩さば（1切れ）	1.8g
たらこ（1腹）	2.3g
はんぺん（1枚）	1.5g
さつま揚げ（1枚）	1.5g
こんぶ佃煮（10g）	0.7g
チーズ（1切れ）	0.6g

●「日本食品標準成分表2015年版（七訂）」（文部科学省）より算出

食べる量、回数を減らす

まずは梅干し1個を半分に、ベーコンエッグはベーコンなしの目玉焼きの日をつくるなど、少しずつ量や回数を減らしていく。

食塩相当量を確認し、少しずつ減らす

加工食品を買う際には、食塩相当量の表示をチェックして、できるだけ少ないものを買いましょう。

最もよいのは、食べる量を減らすことです。一気に減らすと味気なくなるので、少しずつ減らしていくとよいでしょう。

Dr.アドバイス

食塩相当量の表示が義務化された

加工食品の栄養成分は食塩ではなくナトリウムの量が表示されていましたが、2015年４月より食塩相当量での表示が義務化。食塩の含有量がわかりやすくなりました。

栄養成分表示の例

栄養成分表示（100gあたり）	
エネルギー	268kcal
たんぱく質	14.5g
脂質	21.0g
炭水化物	5.5g
食塩相当量	2.3g

外食

「単品より定食」「残す」を守ればOK

減塩・カロリー減ルールを守って外食も楽しむ

外食は一般的に高塩分なので避けたいものですが、楽しみでもあります。そこで、外食でも減塩するために守りたいルールを紹介します。

ひとつめは、定食を選ぶこと。定食は栄養バランスがよく、塩分が少なめの献立を選ぶといった工夫ができます。

2つめは、漬物やみそ汁の汁など塩分の多いものを残すことです。

メニューにカロリーや塩分が表示されている場合は、確認してから注文します。記載がない店も多いので、自分がよく食べるメニューの一般的なカロリーや塩分を本などで調べ、覚えておくと便利です。

コツ❶ 単品よりも定食を選ぶ

定食は栄養バランスやカロリーなどを調整しやすい。
特に、塩分を含まないごはんが主食の
和定食や幕の内弁当がよい。

単品だと……

麺類や丼もののような
単品メニューだと、味が濃く、
野菜も不足しがち。
摂取カロリーも
高くなってしまう。

定食だと……

単品メニューに比べて
栄養バランスがよい。
食べ方の工夫で、
塩分やカロリーを
減らしやすい。

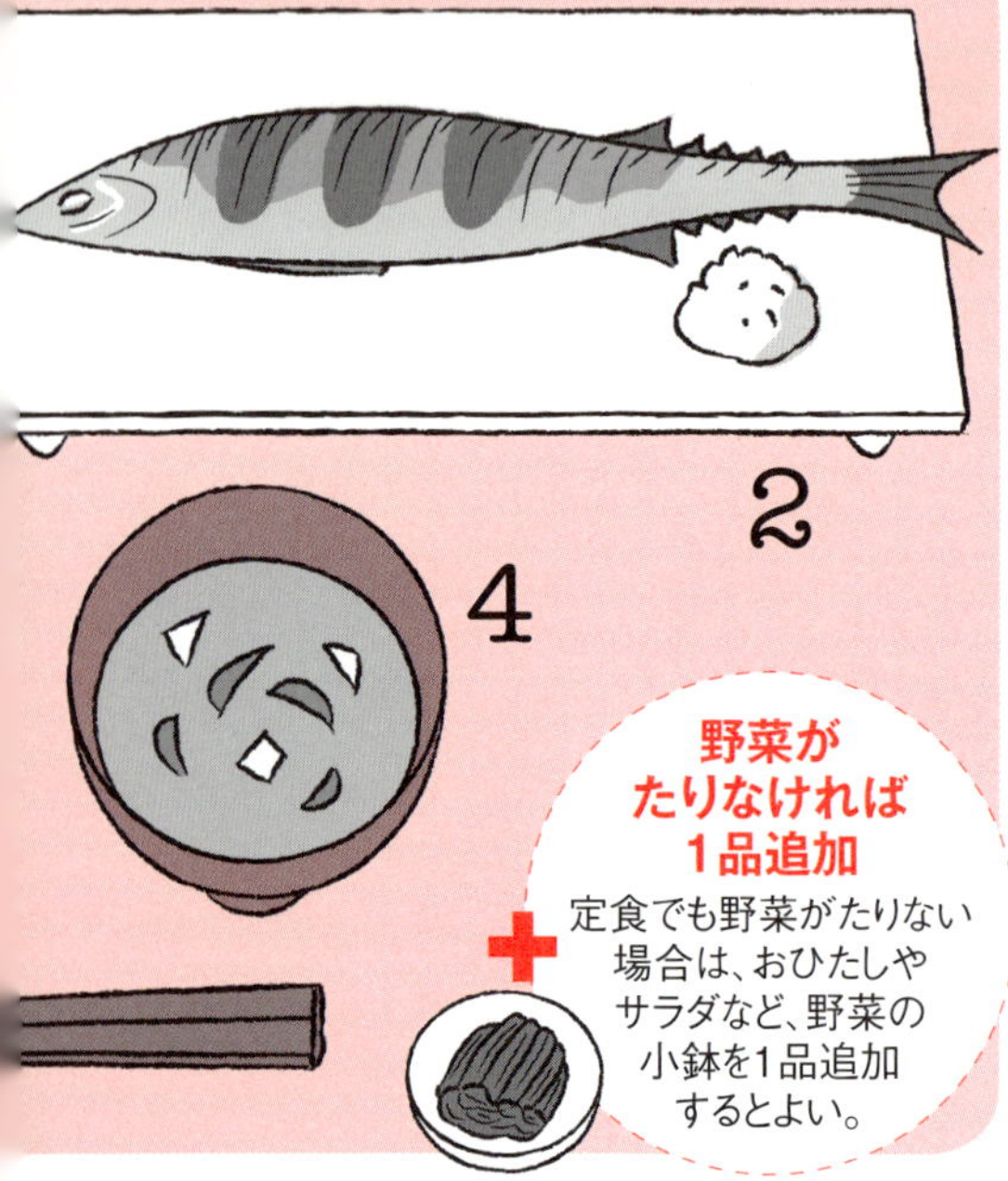

野菜がたりなければ1品追加

定食でも野菜がたりない
場合は、おひたしや
サラダなど、野菜の
小鉢を1品追加
するとよい。

主菜は塩分を調整しやすいものを

塩分がしみ込みやすい
煮込み料理よりも、さしみの
ように自分で塩分を
調整しやすい主菜を
選ぶとよりよい。

コツ② 一部だけ残す

定食でも、すべて食べると
塩分やカロリーが多すぎる。

3 しょうゆはかけない

しょうゆやソースをかけると塩分が増える。添えてあるレモンを使ったり、酢をかけて食べるなどの工夫を。

4 みそ汁の汁は残す

汁ものの汁には、塩分が多く含まれる。みそ汁やスープは具だけ食べて、汁は残す。

5 ごはんは8分目に

ごはんを少なめにすれば、おかずの量も減る。注文時に「ごはん少なめで」と伝える。

▶P50

1 漬物は残す

漬物には塩分が多く含まれる。すべて残すのを習慣に。残したくない場合は、注文する時に漬物は不要と伝えればよい。

▶P76

2 主菜も少し残す

全部食べると、塩分が多すぎる。少し残すことを習慣にする。魚の塩焼きならば皮は残すなど、塩分が多く含まれる部分のみ残すのもよい。

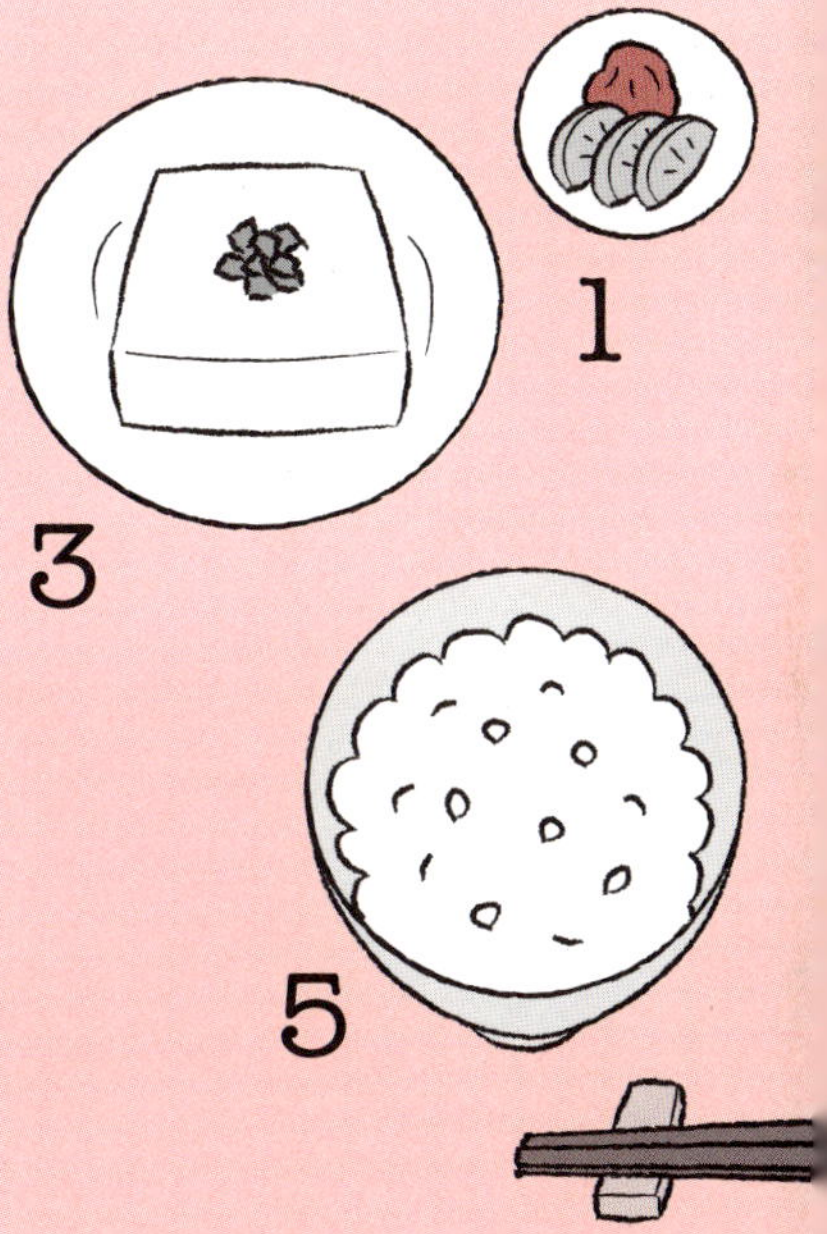

しょうゆラーメンの場合

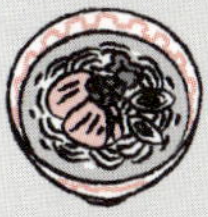

スープを全部飲む
塩分4.5g
（スープ300g）

▼

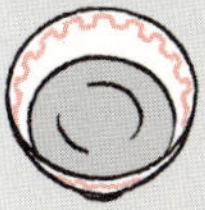

スープを残す
麺と具だけを食べる
塩分1.2g

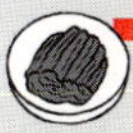

＋ 定食化する
野菜の小鉢を追加または
野菜たっぷりラーメンに変更

●『調理のためのベーシックデータ 第4版』（女子栄養大学出版部）より引用、算出

Dr.アドバイス

単品を食べる時も〝残す〟〝定食〟を心がける

外食では和定食を選べるといちばんよいですが、ラーメンや牛丼などの単品が食べたくなることもあるでしょう。その場合も、〝残す〟〝定食〟のルールを心がけ、たまに楽しむ程度ならかまいません。

例えば、ラーメンもスープを全部残せば、塩分を約73%もカットできます。さらにカリウムなどを多く含む野菜の小鉢やサラダを追加したり、野菜の具がたっぷりのったラーメンにして、単品メニューを〝定食化〟するようにします。

お酒

酒と水の交互飲みでつまみもセーブ

お酒の量が増えるほど血圧は上がる

1日に摂取するアルコール量が多いほど、血圧は高くなる。
適量をこえている人の血圧は特に高くなっている。

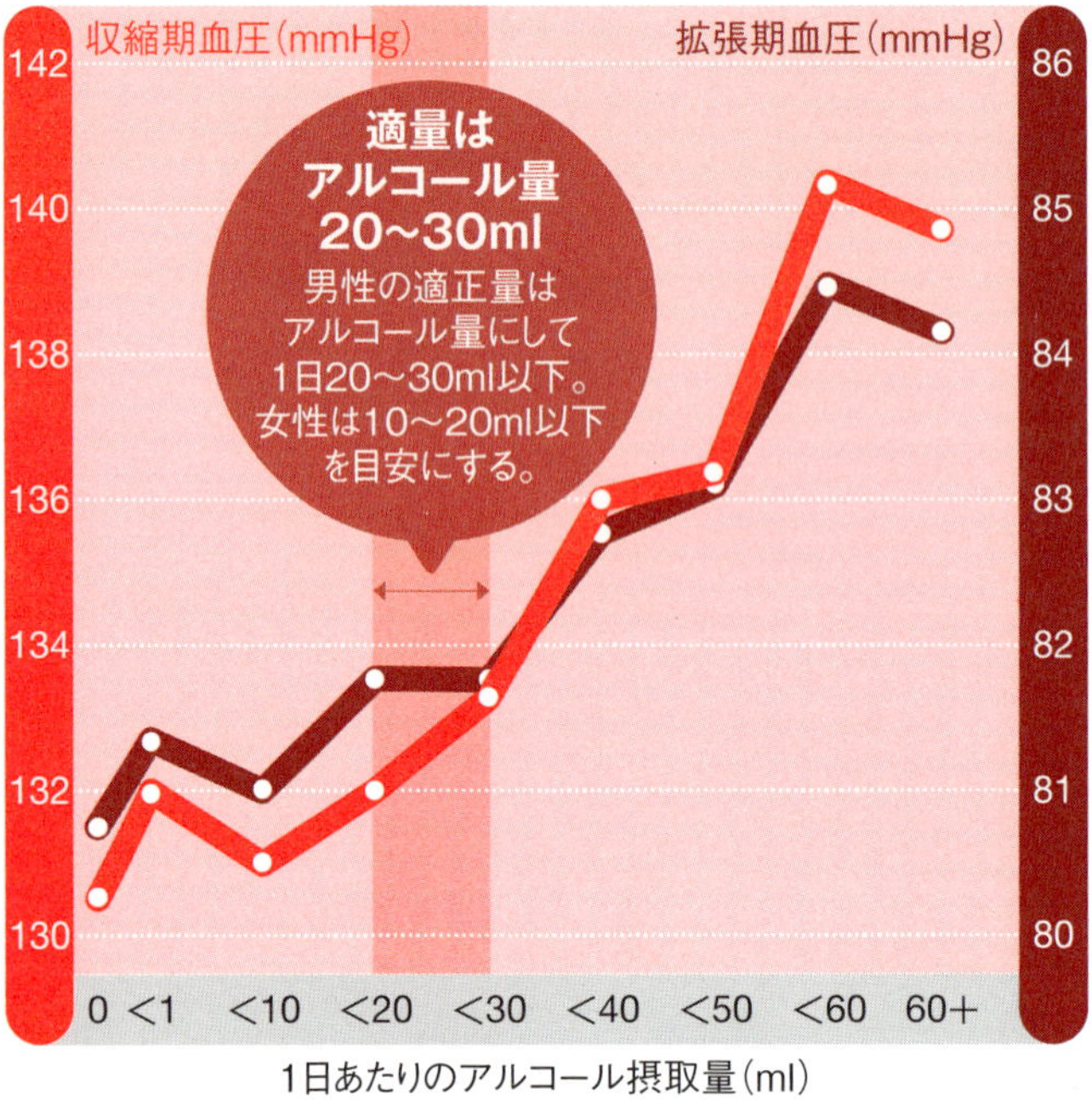

●Criqui MH, Ranger RD, et al: Circulation 1989.

飲んだ直後は血圧低下、飲み続けると血圧上昇

〝晩酌が日課〟〝酔うまで飲む〟という人は、お酒とのつきあい方を改めましょう。お酒は血圧に悪影響をおよぼします。

飲酒直後は一時的に血圧が下がりますが、長期間飲み続けると血圧は上昇します。また、大量の飲酒は脳卒中や心房細動、睡眠時無呼吸症候群、がんなどを引き起こし、死亡率を高めます。

飲酒習慣のある人は高血圧の傾向がありますが、お酒だけでなく、塩辛いつまみを食べすぎることも一因です。

つまみの塩分に注意しつつ量を守れば、禁酒は不要

血圧が高めだからといって禁酒する必

飲み方を工夫すればお酒も楽しめる

いつもより酒量や塩辛いつまみを減らしても、ものたりなさを感じない工夫をすれば、
これまでどおりお酒を楽しめる。

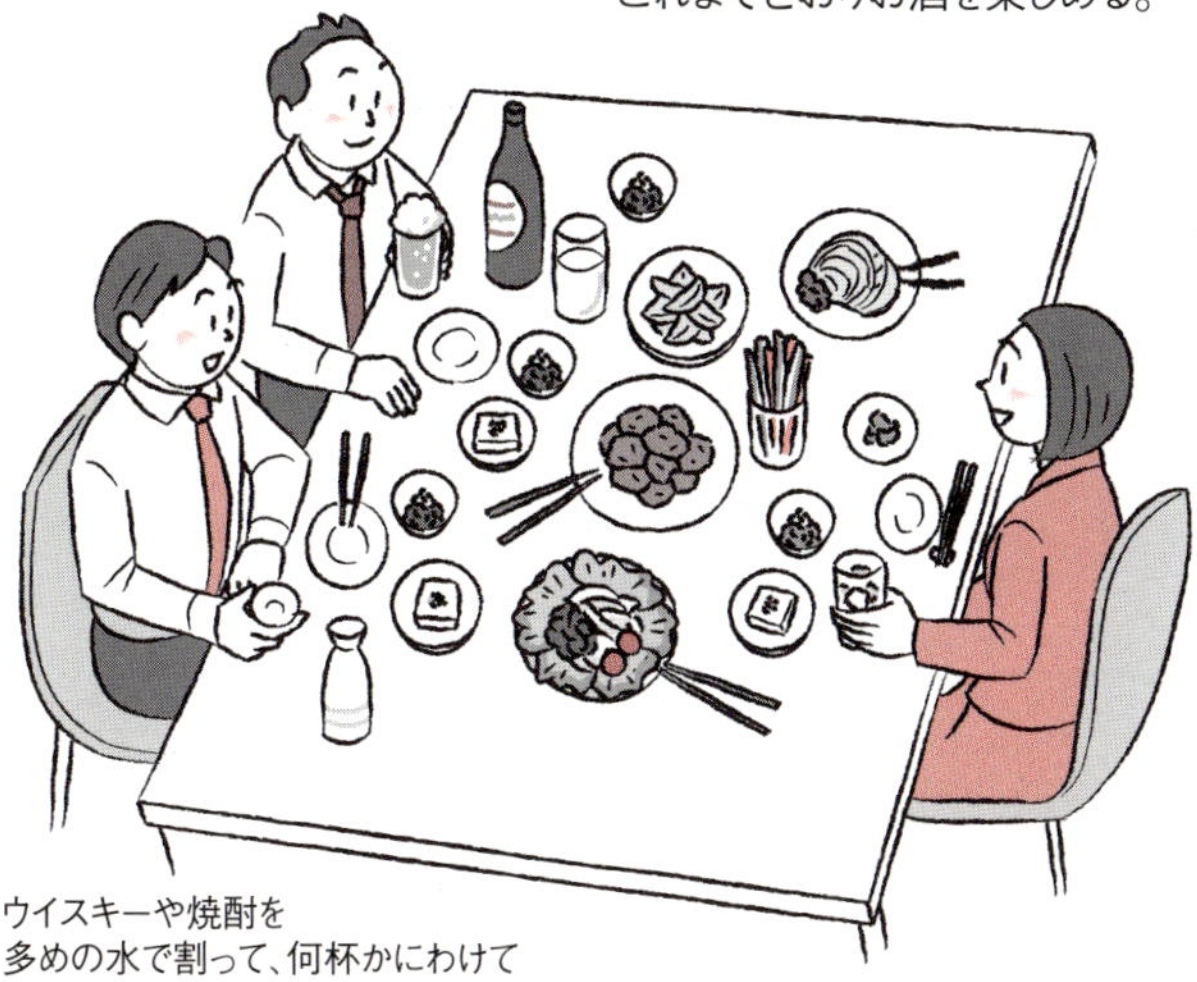

ウイスキーや焼酎を
多めの水で割って、何杯かにわけて
楽しむのもひとつの方法。

日本酒なら1合、ビールなら中びん1本

適量に相当するのが、日本酒だと約1合、ビールだと中びん1本、焼酎だと半合弱、ウイスキーやブランデーだとダブル1杯、ワインだと2杯弱。女性はこの半量を目安にする。

翌日の食事は控えめに

飲みすぎたり食べすぎたりしてしまっても、翌日、翌翌日の食事量を少し減らして調整すればよい。

同量の水とお酒を交互に飲む

お酒と同量の水を用意しておき、交互に飲むようにすれば、飲みすぎも食べすぎも防ぐことができる。

野菜や海藻の多いメニューから食べる

先に野菜や海藻を使った低カロリーメニューを食べておなかをふくらませておけば、揚げ物などの高カロリーメニューは少しで満足できる。

▶P54

要はありませんが、飲むなら必ず適量（上記参照）を守ること。飲酒量を80％ほど減らすと、1～2週間のうちに血圧が下がるという報告もあります。

つまみは野菜や海藻、豆腐などを使った、薄味で低カロリーのものを中心に選んでください。

飲みすぎや食べすぎを防ぐには、お酒と同量の水を置いておき、交互に飲むようにするとよいでしょう。

Dr.アドバイス

適量の飲酒は心筋梗塞や狭心症のリスクを下げる

適量の飲酒は心筋梗塞《しんきんこうそく》や狭心症のリスクを下げます。また、飲まない人よりも少し飲む人のほうが、心血管病による死亡率や、その他の原因を含めた死亡率が低いこともわかっています。これが〝酒は百薬の長〟といわれるゆえんですが、飲むなら適量をこえないことが大切です。

健康診断では血糖値、コレステロール値も要チェック

健康診断では、血圧だけでなく、血糖値と血清脂質の値も確認しましょう。
血糖値が高い場合は糖尿病が、コレステロール値や中性脂肪値に問題があれば
脂質異常症が疑われます。検査値に問題があるならば、さっそく生活改善を。
血管の老化、ひいては心血管病の予防につながります。

糖尿病の診断基準

① 血糖値

ⓐ **空腹時血糖値** ―――― **126mg/dL以上**
10時間以上絶食ののち、採血して調べた血糖値。

ⓑ **ブドウ糖負荷後2時間値** ―――― **200mg/dL以上**
空腹時血糖値測定後、ブドウ糖75gを溶かした水を飲み、2時間後に調べた血糖値。

ⓒ **随時《ずいじ》血糖値** ―――― **200mg/dL以上**
食事のタイミングに関係なく調べた血糖値。

② HbA1c《ヘモグロビンエーワンシー》(NGSP) 6.5%以上

過去1〜2か月間の平均的な血糖の状態を示す。
HbA1cとは、血液中のヘモグロビンがブドウ糖と結合したもの。

❶のⓐ、ⓑ、ⓒのいずれか ＋ ❷に当てはまる ➡ **糖尿病**

❶❷のいずれかに当てはまる ➡ **要再検査**

脂質異常症の診断基準

① LDLコレステロール値 ―――― 140mg/dL以上

② HDLコレステロール値 ―――― 40mg/dL未満

③ 中性脂肪値 ―――― 150mg/dL以上

❶〜❸のうちいずれかに当てはまる ➡ **脂質異常症**

Part 3

〝血管を鍛える運動〟で血圧を下げる

運動の効果

血管の内側を活性化して血圧を下げる

血管や心臓に働いて血圧を下げる

余分な水分や塩分が減る

心拍数が増えると、心臓から利尿作用のあるホルモンが分泌される。余分な水分や塩分が排出され、血圧が下がる。

血管が広がる

血管の内側をおおう内皮細胞（P44参照）が、運動で増えた血流で活性化。一酸化窒素の分泌が増えて血管が広がり、血圧が下がる。

運動を続けると血圧は下がっていく

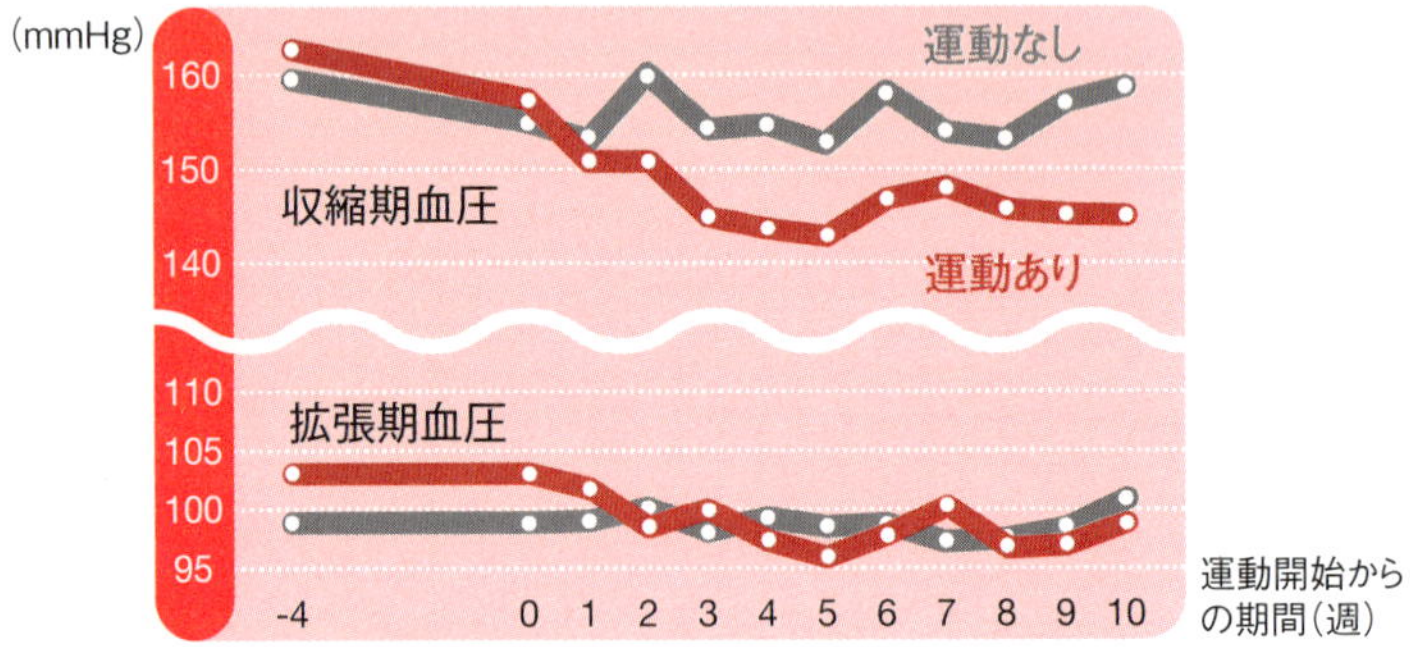

運動療法を行った高血圧患者のグループは、開始1週間で収縮期血圧が低下。10週目には、運動をしないグループに比べ、特に収縮期血圧が下がっている。

●Urata H, et al. Hypertension. 1987

運動で血圧が上がりにくい体をつくる

高血圧を改善するのに欠かせないのが、運動習慣です。運動した直後は、一時的に血圧が上がります。しかし、運動を習慣にすると、血管が広がりやすくなったり、余分な水分や塩分が出ていきやすくなったりするため、血圧が下がります。

このほか運動には、減量や、血糖値を下げるホルモンの働きの改善、ストレス解消など、さまざまな効果があります。

全身を動かす有酸素運動がおすすめ

運動といっても、短距離走や重量あげのような一瞬息を止めて行う無酸素運動は、心臓や血管に負担がかかり、血圧を

減量、心血管病予防効果も

身体活動が少なくなると、心血管病のリスクが上がる。
運動には降圧以外にもさまざまな効果があるので、積極的に生活にとり入れたい。

心血管病につながる生活習慣病が改善

HDLコレステロールが増えて脂質異常症が改善する、血糖値を下げるインスリンの働きをよくして血糖値が改善するなどの効果がある。

太りにくい体になり肥満解消

エネルギー消費量が増え、体脂肪も消費されるため、減量できる。筋肉が増えることで、基礎代謝量*が増え、太りにくい体になる。

ストレス解消で〝やけ食い〟も防止

脳が刺激されることで、体全体がリラックスし、交感神経への刺激が減って血圧が下がる。ストレスで増える食欲が抑えられ、やけ食いの防止に。

Dr.アドバイス

血圧が高すぎる場合は降圧してから運動する

血圧が高すぎる人や、心血管病のある人がいきなり運動をはじめると、命に関わる危険があります。運動をはじめる前に、下記の項目に当てはまるかどうかをまず確認し、必要に応じてかかりつけ医に相談をしましょう。

血圧が高すぎる場合は、ほかの治療で血圧をコントロールできるようになってから、運動にとり組みます。

運動前にまずはチェック

- □ 血圧が180／110mmHg以上である
- □ 狭心症や心筋梗塞《しんきんこうそく》、脳卒中などの経験がある
- □ 心臓の異常を指摘されたことがある
- □ 運動時や安静時に息切れや胸の痛みがある
- □ 足腰に病気がある、動くと足腰が痛む

ひとつでも当てはまる場合は、
運動をはじめる前にかかりつけ医に相談する。

●「高血圧治療ガイドライン2014」（日本高血圧学会）、「健康づくりのための身体活動基準2013」（厚生労働省）より作成

上昇させるので危険です。

血圧を改善し、体重を減らすために行う運動は、ウォーキングなど、呼吸を続けながら行う有酸素運動が適しています。

体内に酸素をとり入れながら全身を動かすことで、血流が改善して血管の内皮細胞が活性化。血管を内側から強くすることができます。

＊生きるために必要な最小限のエネルギー消費量のこと。

ウォーキング

ややきつい早足で1日30分以上歩く

脂肪燃焼ウォーキングで血圧を下げる

運動は、危険なく、かつ効果が上がる方法で行うのがいちばん。
危険のないよう準備し、脂肪燃焼に適した方法で歩く。

ウォーキング 前日までに

1日の歩数をチェック

まずは歩数計を入手し、ふだんの1日の歩数を確認する。その歩数プラス1000歩を最初の目標に。

↓

目標はいつもの歩数 ＋1000歩

運動してもよいかチェック

運動をしてもよい状態かどうかを確認。必要に応じて、かかりつけ医のメディカルチェックを受ける。 ▶P85

ウォーキング 当日

体調・天候をチェック

- □ いつもより血圧が高い
- □ 睡眠不足
- □ 二日酔い
- □ 体がだるい、頭痛がする、熱がある
- □ 息切れや動悸《どうき》がある
- □ 吐き気や下痢がある
- □ 雨や雪が降っている
- □ いつもより極端に暑い、寒い

体調や天候がよくない時は、無理をしない。

準備運動を忘れずに

歩く前にストレッチをして、体をほぐしておく。 ▶P88

ウォーキングを1日30分以上するのが理想

有酸素運動には、ウォーキングやジョギング、サイクリング、エアロビクス、水泳、水中歩行などがありますが、最も手軽に誰もがはじめやすいという点でウォーキングがおすすめです。

〝歩く〟というのは、脚や腕、体幹をはじめ全身の筋肉を使う動きです。筋肉が鍛えられるうえ、全身の血流がよくなり、血管の内皮細胞が活性化されます。

ウォーキングは、姿勢よく、手足を大きく動かしながら行いましょう。だらだら歩いていたのでは効果は得られません。〝ややきつい〟と感じるペースで、1日30分以上歩くのが理想です。

速さ

〝ややきつい〟と感じる程度

少し汗ばむくらいの速度。時速6km程度が目安。

時間

少なくとも20分以上

運動開始後15〜20分で血液中の糖分が、その後は脂肪がエネルギー源になる。

水分

のどがかわく前にこまめにとる

汗で水分量が減ると、疲れやすくなるだけでなく、心臓への負担も増える。

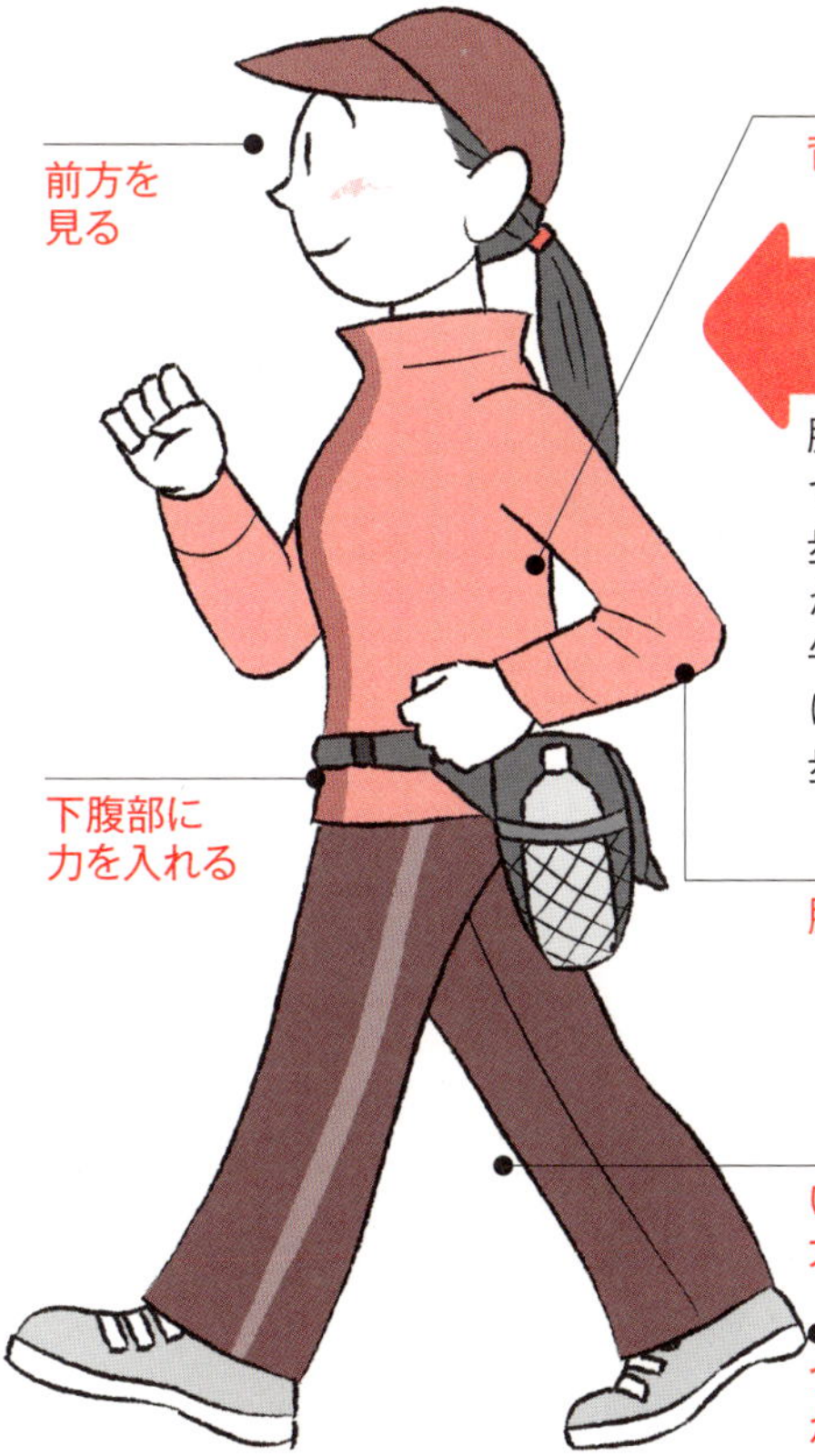
前方を見る
背筋を伸ばす
下腹部に力を入れる
腕を大きくふる
いつもより大きな歩幅で歩く
つま先で地面を蹴り、かかとで着地

ウォーキング Start!

脂肪燃焼には、〝ややきつい〟速さで20分以上歩くのが効果的。血圧が上がりやすい早朝や午前中は避ける。食後は、1時間たってから歩く。

運動は細切れでもよいので1日30分

とはいえ、時間がないという人もいるでしょう。

脂肪燃焼を促すには1回20分以上は続けたいところですが、それも難しければ、10分×3回にわけてもかまいません。

無理のない方法で、続けてください。

Dr.アドバイス

いっしょに歩く仲間がいれば継続できる

ウォーキングをはじめても、継続するのは難しいものです。そこでおすすめしたいのが、ウォーキング仲間をつくること。パートナーや近所の友人といっしょに歩くほか、歩数をインターネット上で登録すると、順位がわかるサービスなどを使うのもよいでしょう。順位はもちろん、歩数を競うインターネット上の仲間の存在がはげみになるでしょう。

ウォーキング前にもやりたいストレッチ

筋肉をゆっくり伸び縮みさせ、柔軟性を高める。
大きな筋肉が多い下半身のストレッチは特に効果が高い。
ウォーキングの前後に、仕事の合間の息ぬきにおすすめ。

太もも前側のストレッチ

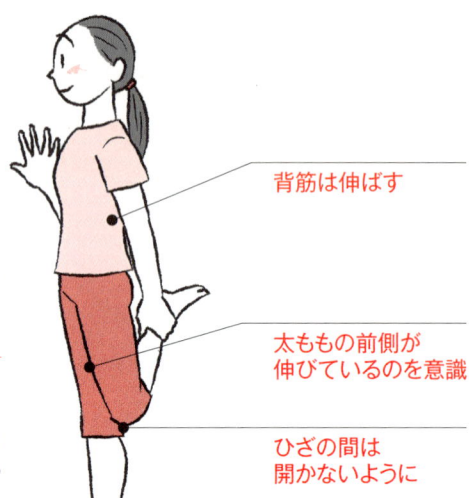

1 体の右側が壁側にくるよう、壁の横にまっすぐ立つ。

2 右手を壁に当てて体を支える。左ひざを曲げ、左手で左足首を持ってお尻のほうに引き上げる。20秒間静止し、左脚を下ろす。

3 左右をかえて行う。

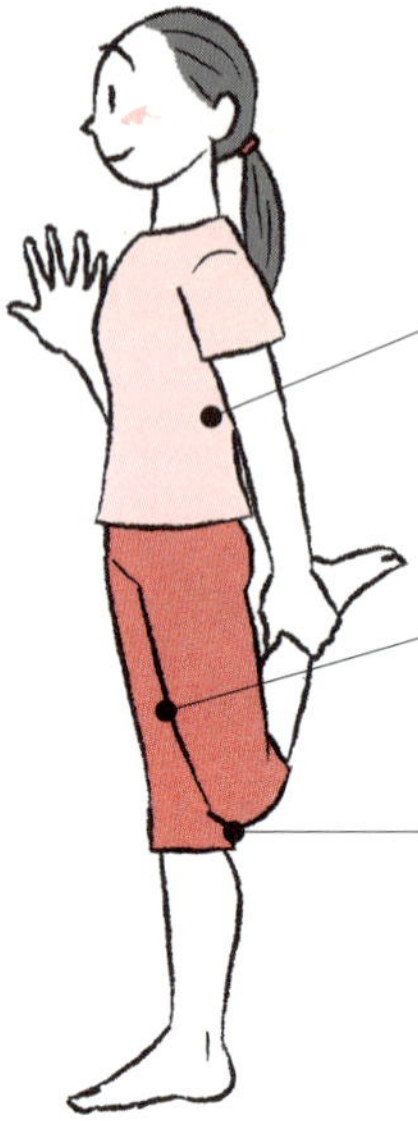
背筋は伸ばす
太ももの前側が
伸びているのを意識
ひざの間は
開かないように

太もも後ろ側と腰のストレッチ

1 壁に向かってまっすぐ立つ。

2 右手を壁に当てて体を支える。左脚を曲げて、左手で左太ももを胸に抱えるようにする。20秒間静止し、左脚を下ろす。

3 左右をかえて行う。

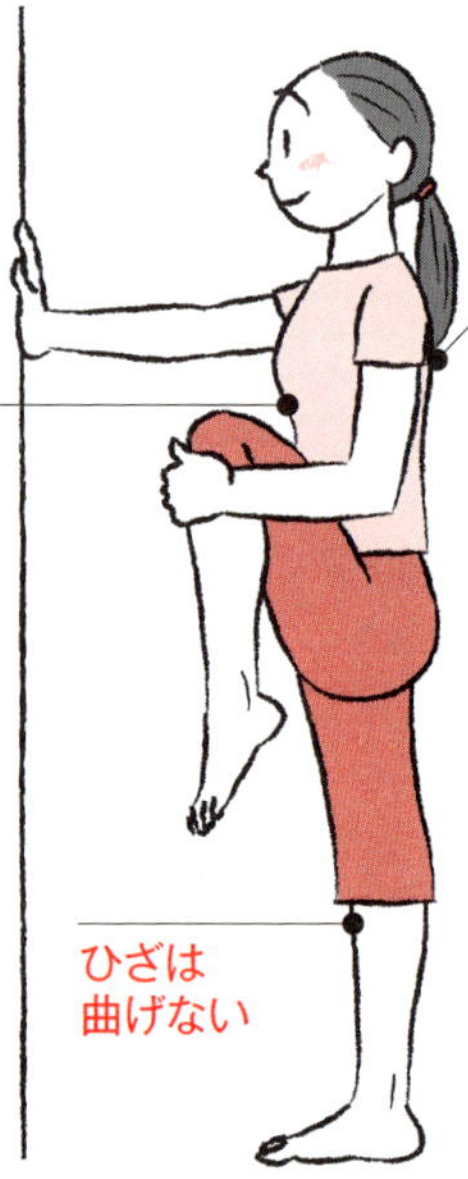
背筋は伸ばす
太ももを胸につける

Point

- 伸ばす筋肉を意識する
- 気持ちよく、痛みを感じない程度に
- 呼吸しながら行う
- ひざや腰、肩などに痛みのある人は、できる範囲で行う

家でもできる〝ウォーキング〟運動

ウォーキングの動きを少しアレンジするだけで、筋トレになる。
1秒ごとに止まりながら歩くイメージでやってみよう。

その場でウォーキング

1 背筋を伸ばしてまっすぐ立つ。足は肩幅に開く。

2 右腕と左脚を床と平行になる高さまで同時に上げ、1秒間静止する。

3 腕と脚を元に戻し、1秒間静止する。

4 次に左腕と右脚を2と同様に上げて静止し、3と同様に戻して静止する。

5 1〜4を30秒間続ける。

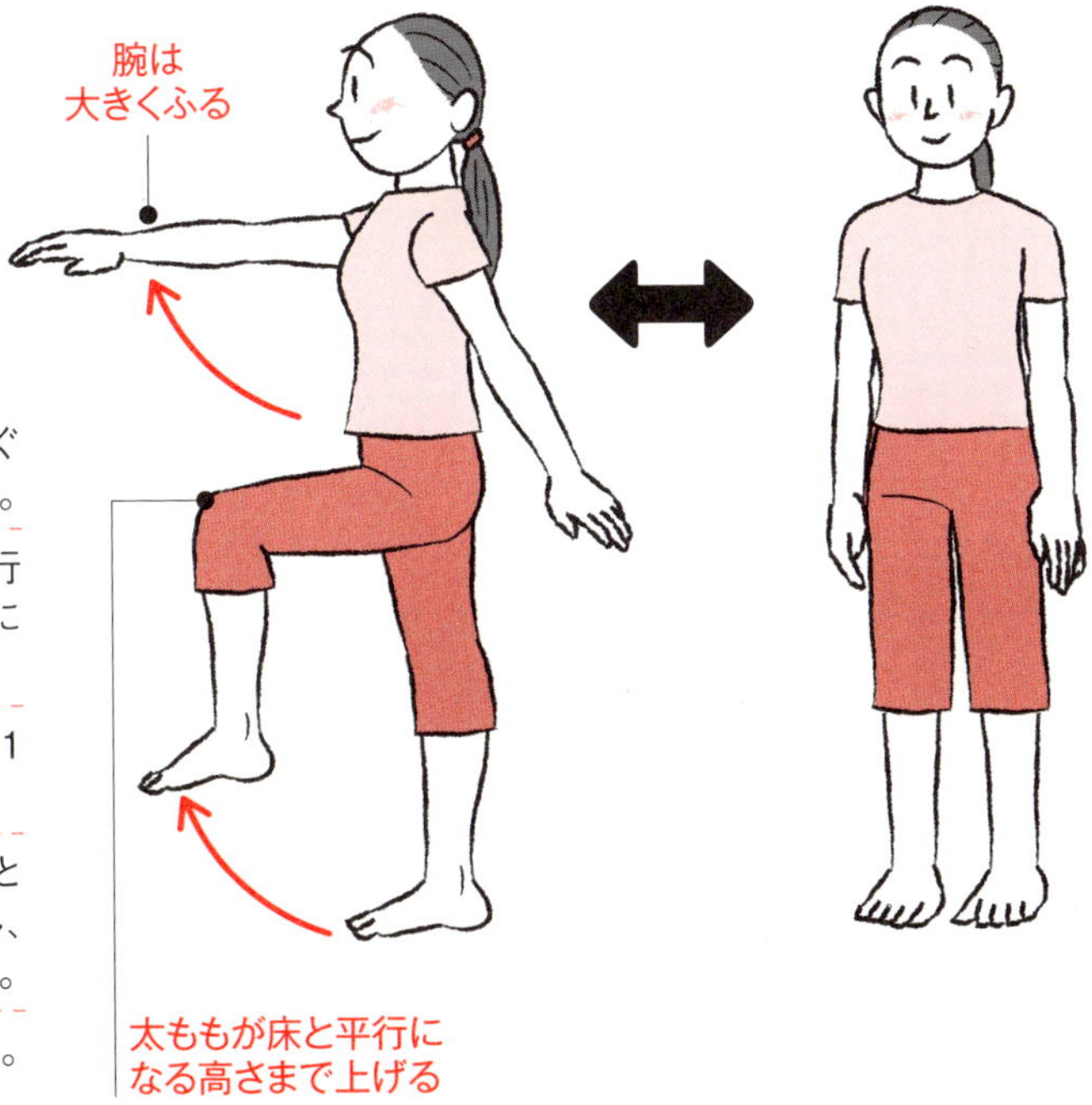
腕は
大きくふる
太ももが床と平行に
なる高さまで上げる

毎日続けることで血管老化防止に

有酸素運動を中心に、筋力トレーニングやストレッチを組み合わせると、高血圧をはじめ生活習慣病を改善する効果が高まります。

年齢を重ねるにつれ、誰でも筋力が低下し、関節も動きにくくなります。そのせいで、けがをしやすくなるうえ、運動を敬遠してしまう人もいます。そこで筋トレやストレッチを行うのです。筋力がアップし、関節の可動域が広がれば、けがを防ぎながら運動量を増やせます。

また、さまざまな運動で全身の筋肉を刺激し、血流を促すことで、血管の老化を遅らせることができます。

P88〜91で紹介する運動は、全部行っても所要時間は10分程度。最初は少しずつでよいので、日課にしましょう。

座ったままでできる筋トレ

スクワットは足腰の強化に、グーパー運動は腕や脚の強化とともに血流を改善できる。
テレビを見ながら、仕事の合間になど、何かをしながらやってみてもよい。

いすでスクワット

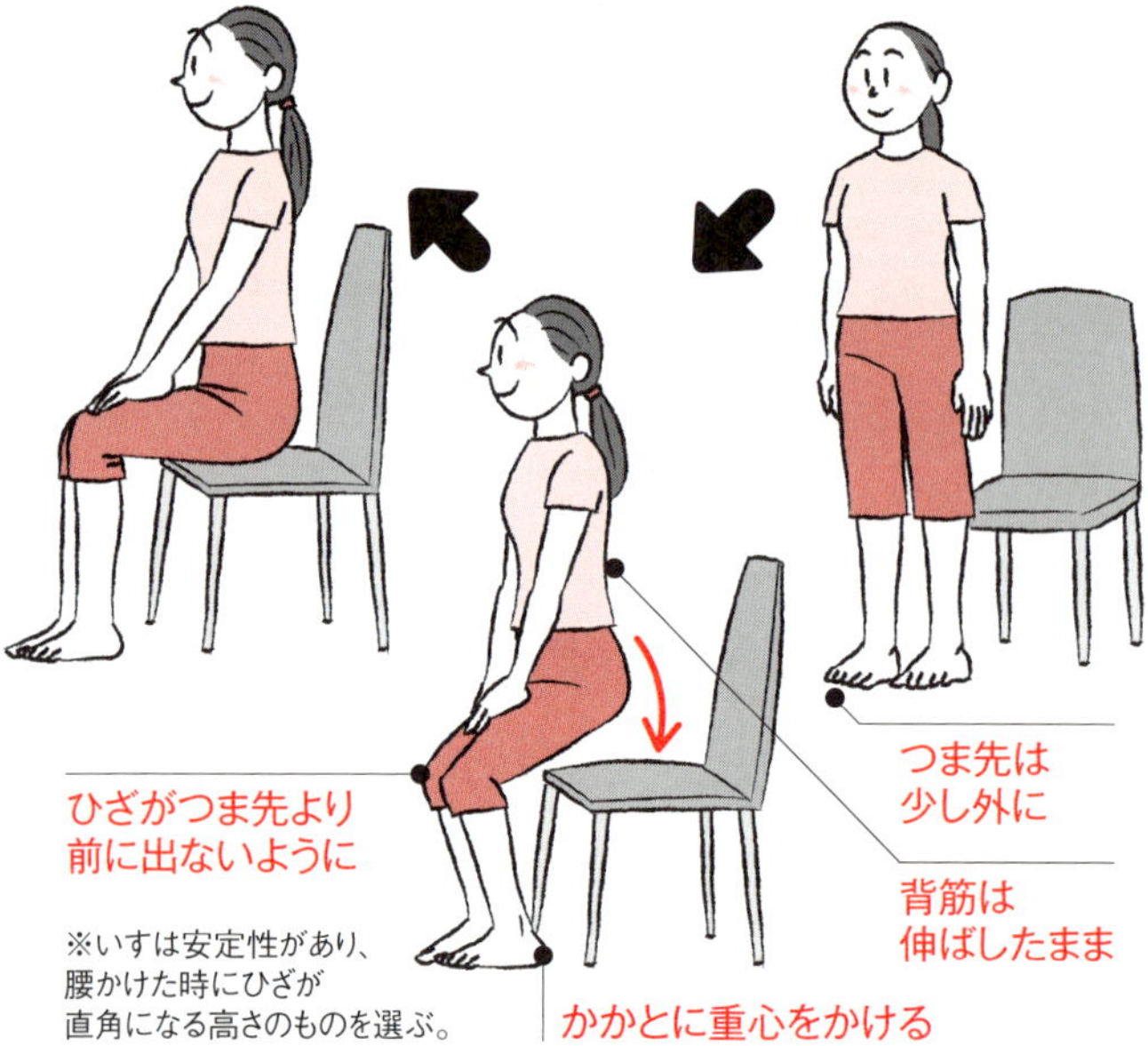

ひざがつま先より前に出ないように
つま先は少し外に
背筋は伸ばしたまま
かかとに重心をかける

※いすは安定性があり、腰かけた時にひざが直角になる高さのものを選ぶ。

1 背筋を伸ばしてまっすぐ立つ。足は肩幅に開く。

2 まっすぐ前を向いたまま、息をはきながら2～3秒かけてゆっくりといすに座る。腰を引くようなつもりで動くとよい。

3 座って1秒間静止する。息を吸いながら2～3秒かけてゆっくりと立ち上がる。

4 1～3を10回くり返す。息が上がるようなら、よりゆっくり行い、回数を減らすとよい。

手と足でグーパー運動

1 背筋を伸ばして、いすに座る。

2 両腕は肩の高さまで、両足は床から少し上げる。手と足を1秒間かけて「グー」にする。

3 1秒間かけてゆっくりと手と足を開き、「パー」にする。

4 2 3をテンポよく10回くり返す。

Point
両腕両足を上げるのがつらい場合、ひじを曲げたまま、かかとを床につけたままでもOK。

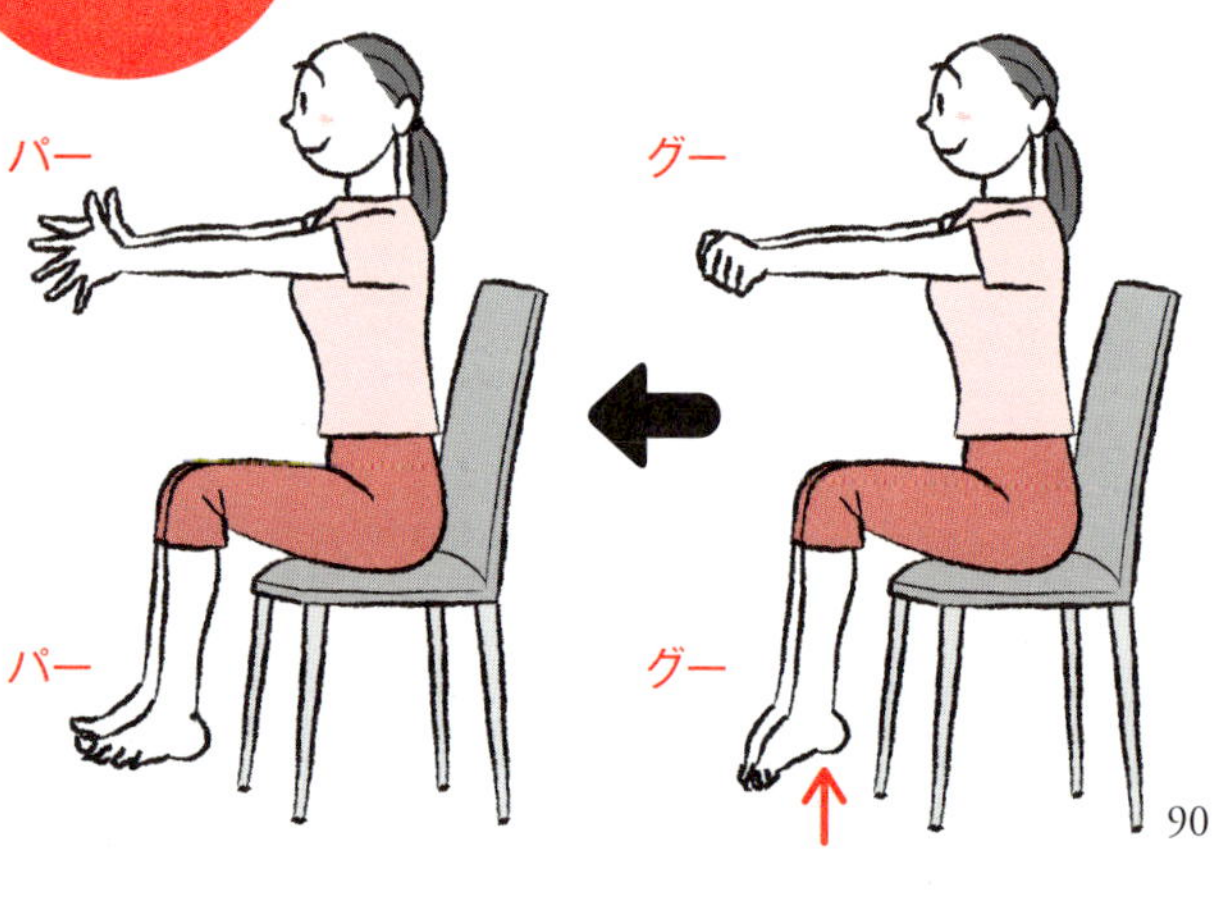

パー
パー
グー
グー

寝ながらできる筋トレ

筋トレは寝転がった状態でもできる。
テレビを見ながら、夜寝る前になど、無理のない範囲で生活に組み込むとよい。

寝たまま背泳ぎ

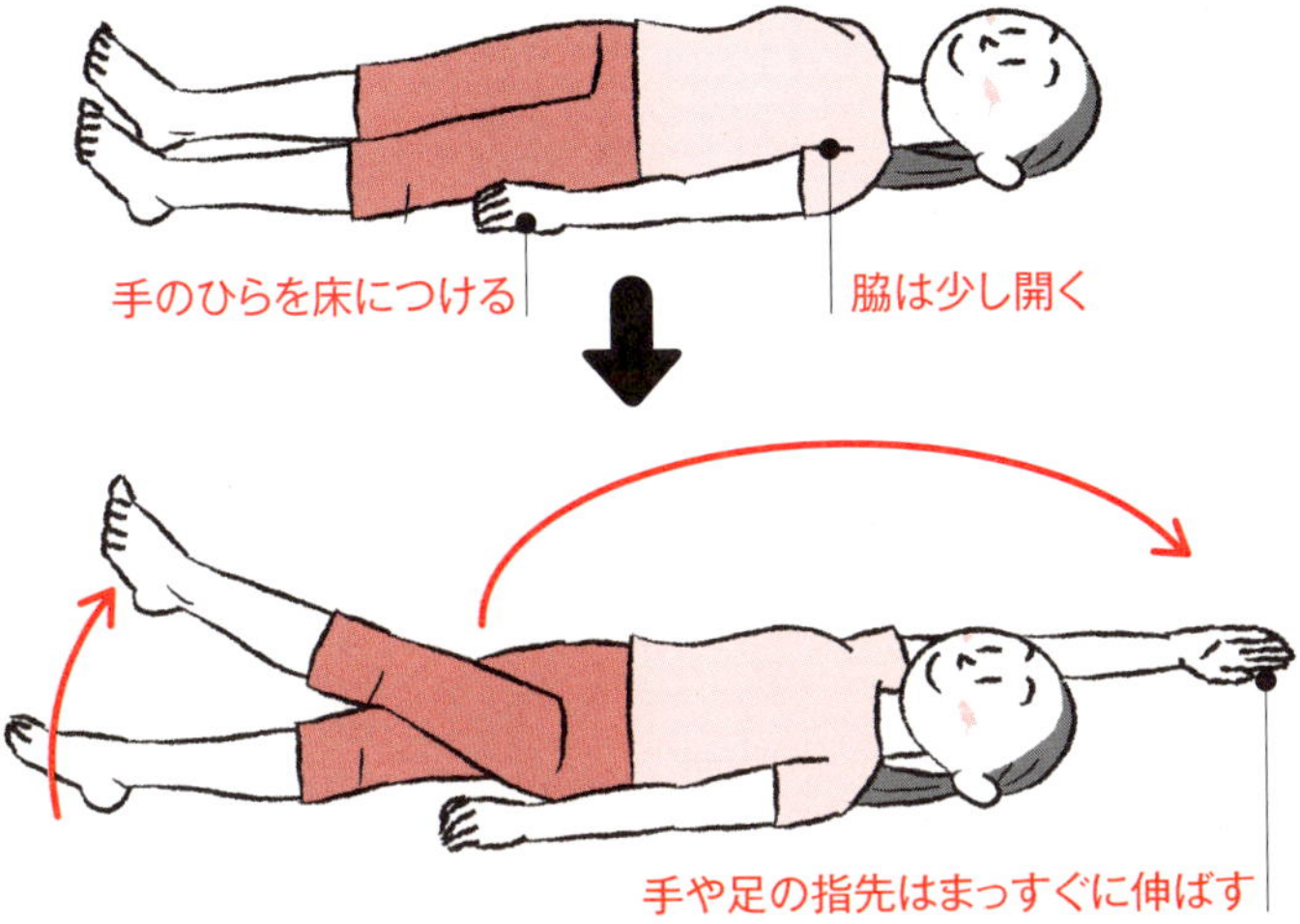
手のひらを床につける
脇は少し開く
手や足の指先はまっすぐに伸ばす

1 まっすぐの状態で、あお向けに寝る。

2 右手は半円を描くように、2～3秒かけて頭上に動かす。同時に左脚を伸ばしたまま上げる。2～3秒間キープする。

3 2～3秒かけて右手、左脚をゆっくり戻す。

4 手脚をかえて、同様に行う。

5 1～4を10回くり返す。

脚上げ腹筋

1 あお向けに寝て、両ひざを90度に曲げる。

2 両脚をゆっくり胸のほうに引き寄せて、1秒間静止する。

3 ゆっくりと脚を元に戻す。

4 1～3を10回くり返す。

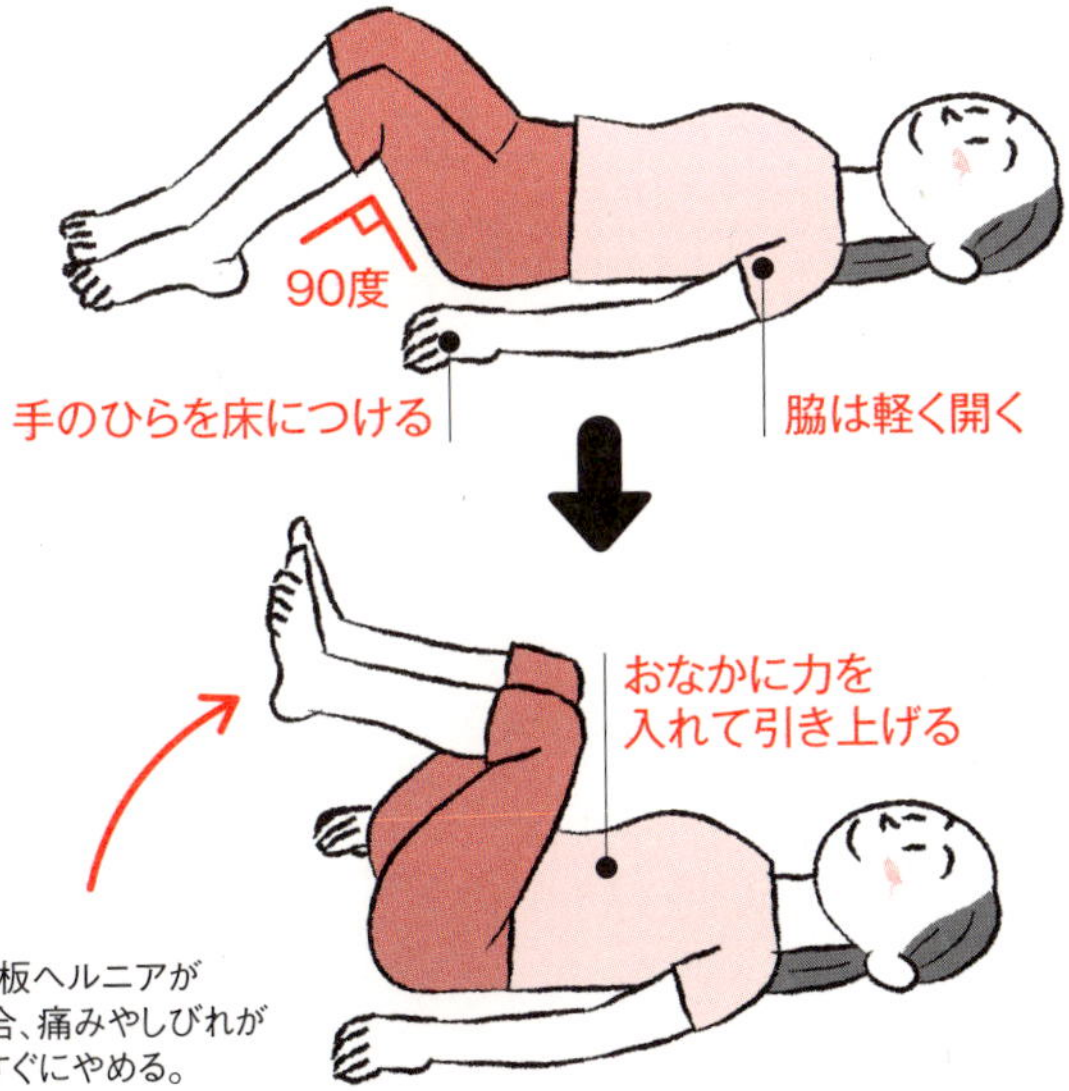
90度
手のひらを床につける
脇は軽く開く
おなかに力を
入れて引き上げる

※椎間板ヘルニアがある場合、痛みやしびれが出たらすぐにやめる。

生活のなかでできる運動❶ 通勤編

階段を使うのも立派な運動になる

ケース①会社員Aさんの場合

会社員のAさん（50代）は、高血圧で治療中。かかりつけ医から毎日運動するようにいわれているが、仕事が忙しく、平日は運動の時間がとれずに悩んでいる。

朝 駅やオフィスではエレベーターを使う

↓

階段を使う

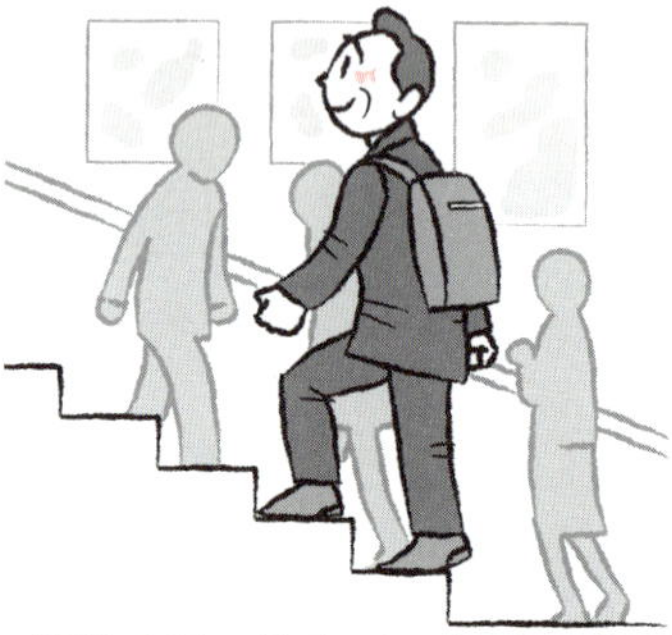

駅やオフィスでエレベーターやエスカレーターを使わず、階段を使うようにするだけで、簡単に歩く時間、歩数を増やせる。

昼 同じビルの社員食堂でランチ

↓

少し離れた店でランチ

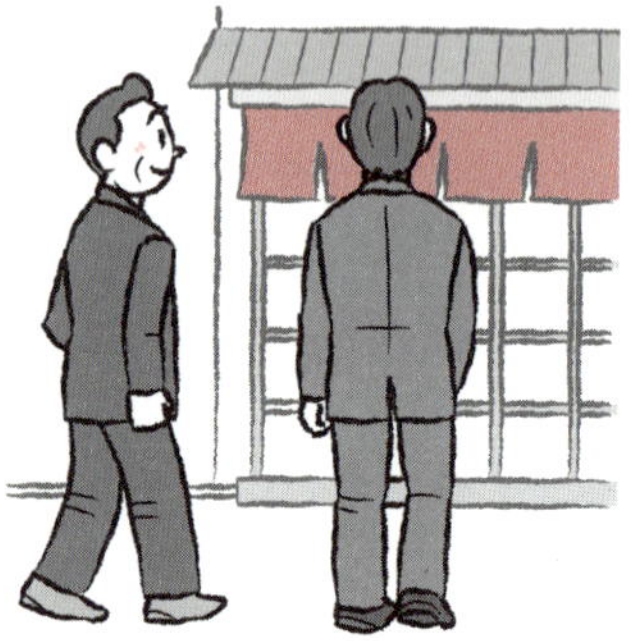

少し離れた社外の店でランチをとれば、行き帰りの移動のぶんだけ運動ができる。和食の定食が食べられる店を見つけておくとよい（P78参照）。

少し見直すだけで運動の機会はつくれる

忙しくて運動する時間をつくれないという人は多いものですが、通勤しているのならチャンスはいくらでもあります。

体を動かす活動には、ウォーキングなどの運動と、移動のために歩く、家事をするといった生活活動があります。現代は、近場でも車で移動し、階段を使わずエレベーターを使うという生活の人が多く、それらが運動不足の大きな要因でもあります。近場なら歩く、駅では階段を使うなどして生活活動を増やせば、それだけでかなりの運動量になるはずです。

まずは1日10分、生活活動を増やすことからはじめましょう。

タ 自宅の最寄駅まで電車に乗る

1駅手前で降りて歩く

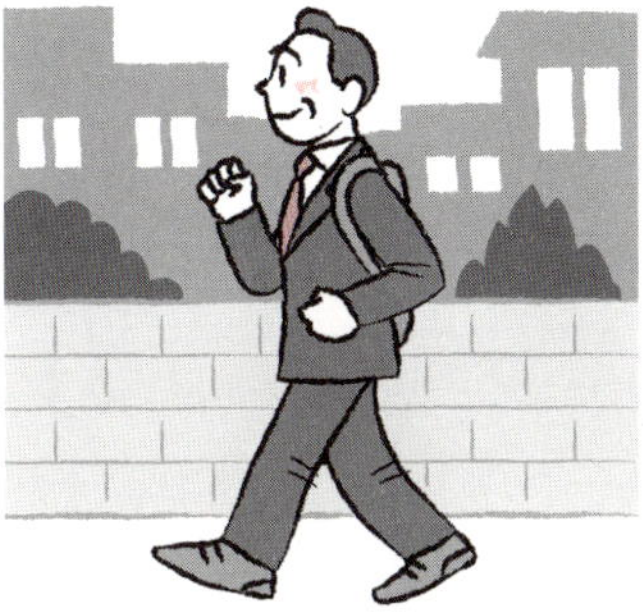

帰りは1駅手前で降りて、少し早足で歩く。かばんをリュックサックにすると、全身のバランスがとりやすい。

ずっと座ったままでデスクワーク

ふくらはぎを動かすストレッチでリフレッシュ

ふくらはぎは末端から心臓に血液を戻すポンプの働きをしている。何時間も座ったままだと脚に血液がたまって血栓《けっせん》ができ、肺の動脈につまって突然死をまねくことも。1時間に1回は歩いたり、ストレッチをする。

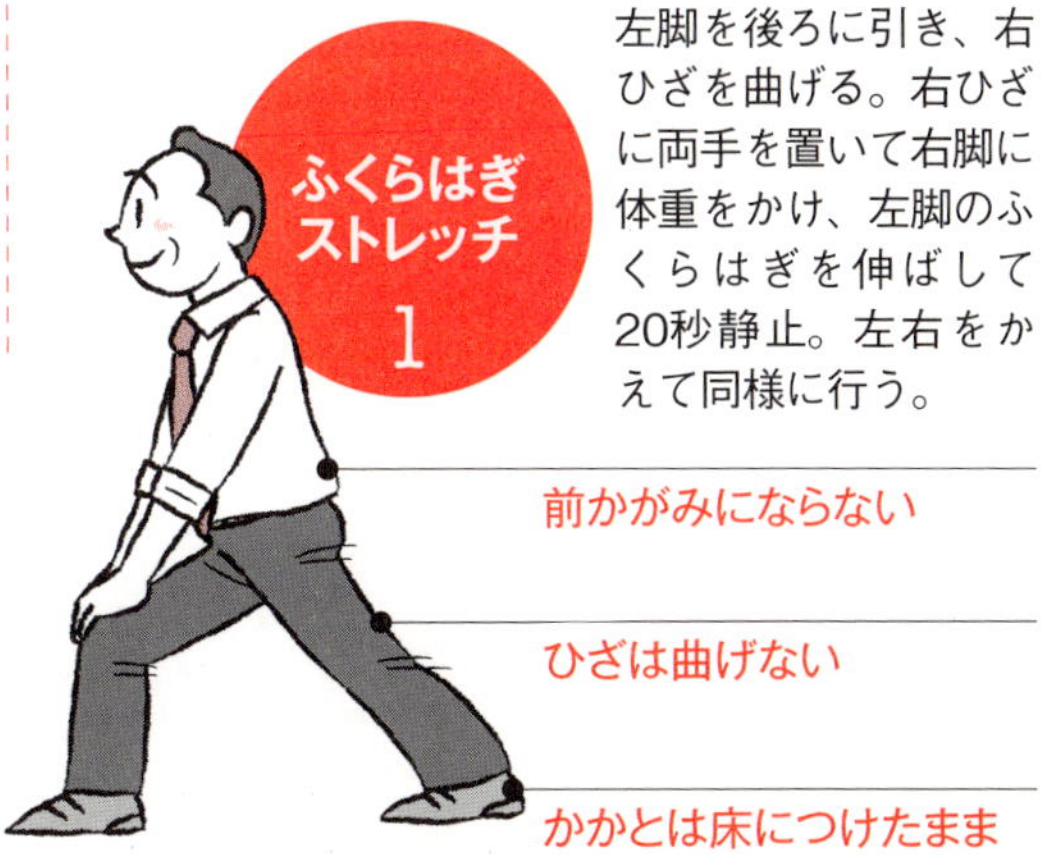
ふくらはぎストレッチ1
前かがみにならない
ひざは曲げない
かかとは床につけたまま

左脚を後ろに引き、右ひざを曲げる。右ひざに両手を置いて右脚に体重をかけ、左脚のふくらはぎを伸ばして20秒静止。左右をかえて同様に行う。

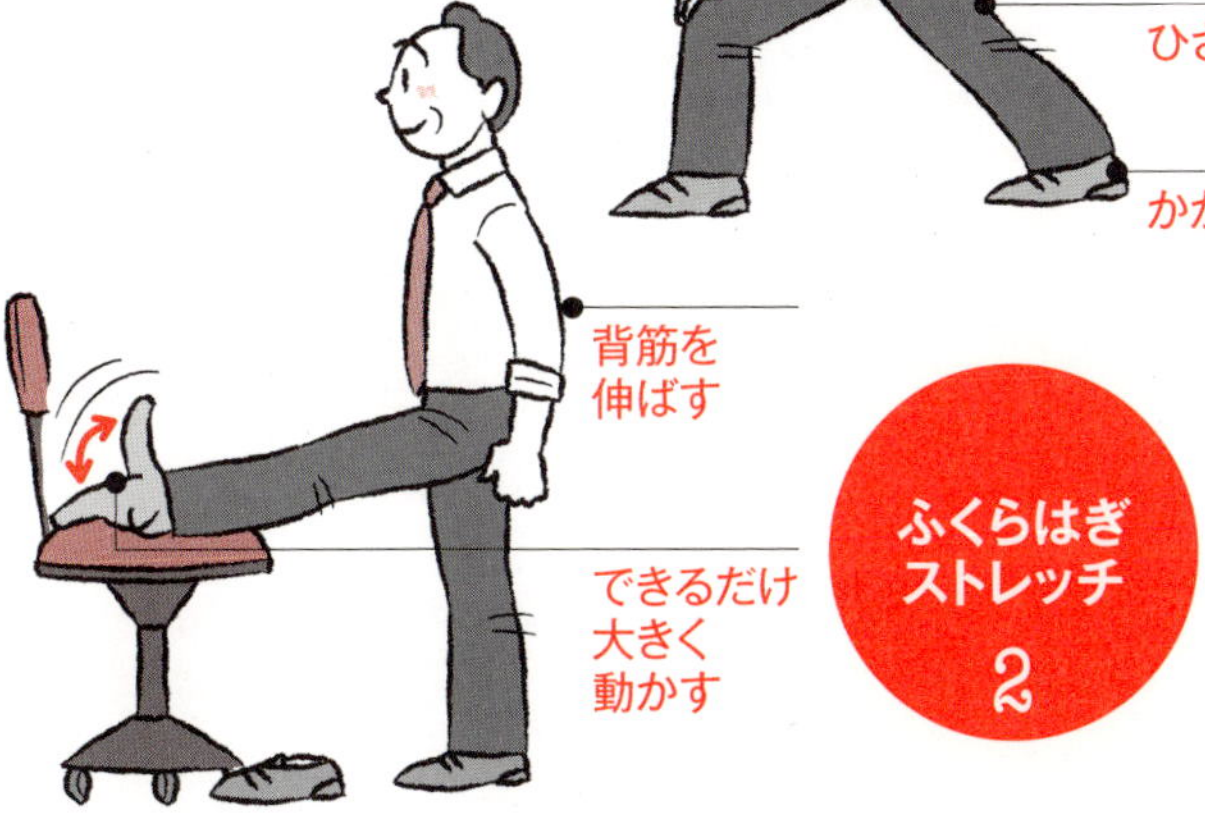
背筋を伸ばす
できるだけ大きく動かす
ふくらはぎストレッチ2

片方の足のかかとをいすにのせる。つま先を2秒かけて伸ばし、2秒かけて体側に曲げる。左右をかえて同様に3回ずつ行う。

生活のなかでできる運動❷ 家庭編

掃除も買い物も方法次第で運動に

自宅でも大きな動作で運動量が増える

通勤していないし出歩く機会も少ない、という人は、家事をしながら生活活動を増やしましょう。

家であまり動かない生活をしているのであれば、体を大きく動かして掃除をしたり、歩いて買い物に行ったり、テレビを見ながら筋トレをしてみましょう。

例えば、掃除機をかける時も、少し動作を工夫するだけで運動効果が高まります。体を動かすとストレス解消になるうえ、家もかたづき一石二鳥です。

平日は家事をしない人も週末に積極的に手伝えば、わざわざ出かけなくても運動量を増やすことができます。

ケース②主婦Bさんの場合

主婦のBさん（60代）は高血圧で治療中。かかりつけ医から運動と減量をするようにいわれているが、運動は苦手でやる気になれない。

朝 いつもどおり掃除をする。ロボット掃除機を使う

↓

筋トレ・ストレッチをしながら掃除機をかける

掃除は体全体を使うことが多い家事。掃除機をかける時も、右図のように動作を大きくするだけで、太ももの筋肉の筋トレ、ふくらはぎのストレッチができる。

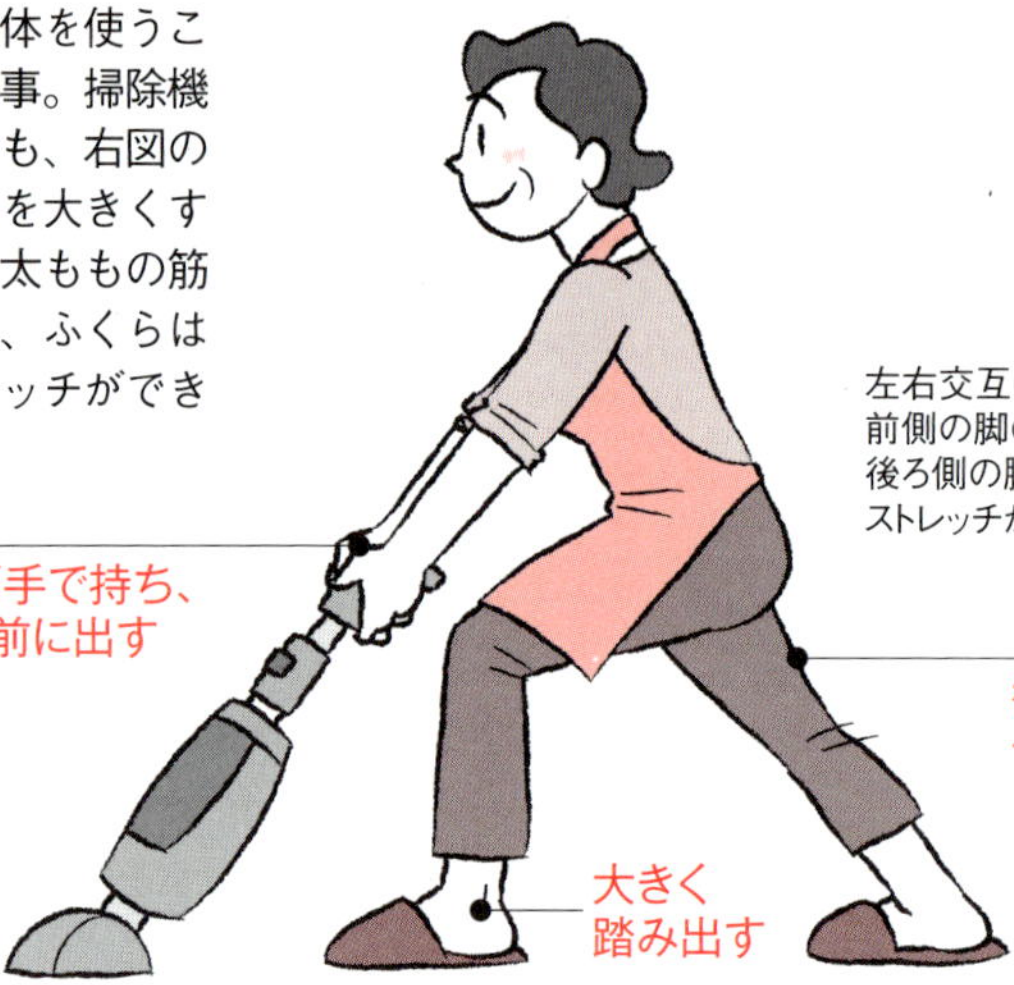

左右交互に行う。
前側の脚の太ももの筋トレ、
後ろ側の脚のふくらはぎの
ストレッチができる。
掃除機を両手で持ち、
腕を大きく前に出す
後ろの脚は
十分に伸ばす
大きく
踏み出す

夕 夕食後は菓子を食べながらテレビを見る

テレビを見ながら筋トレ・ストレッチ

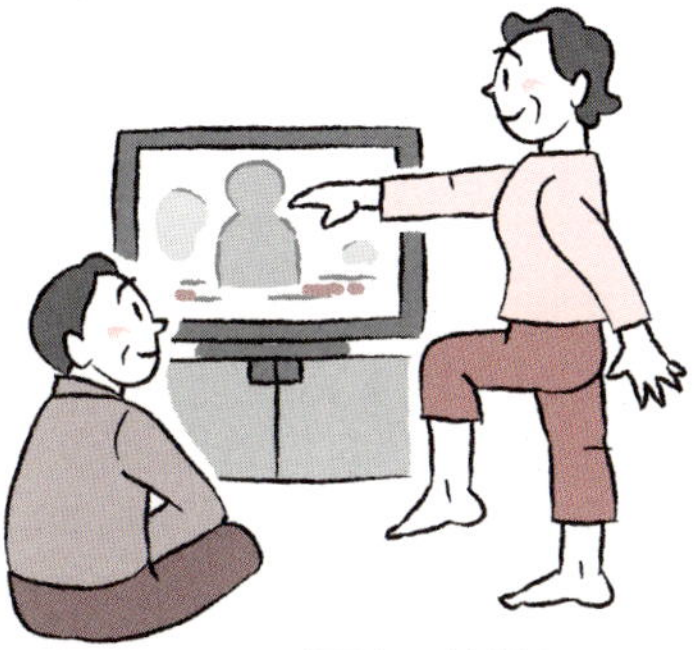

テレビを見ている時間も、簡単なストレッチや筋トレならできる。運動量が増えるだけでなく、菓子で余分なエネルギーをとるのを防ぐこともできる。

昼 車で買い物をしてから孫を幼稚園に迎えに行く

歩いて出かけ、帰りに孫と公園で遊ぶ

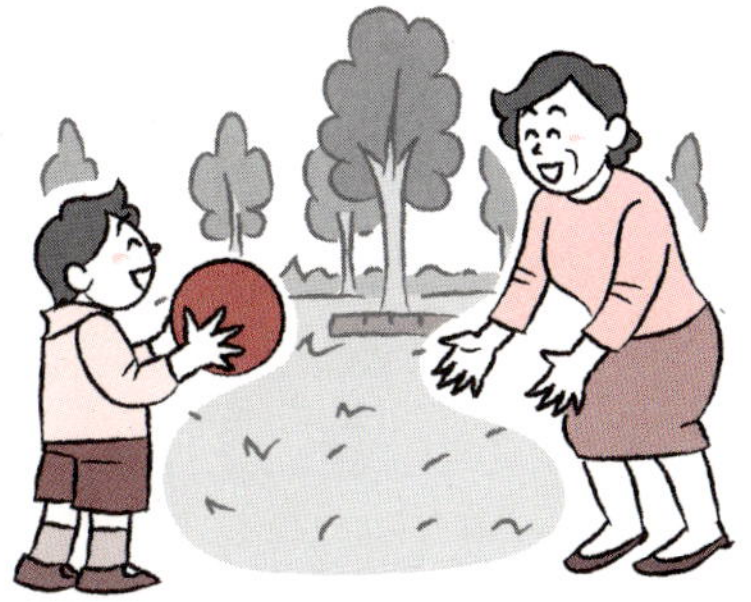

娘のかわりに幼稚園に孫を迎えに行くのが日課のBさん。車での移動を減らすだけで運動量は増える。子どもと遊ぶことも、歩くのと同じくらいの運動量になる。

Dr.アドバイス

窓ふきも筋トレになる

窓ふきは、上下への移動、腕を左右に動かすなど、動きの大きな家事。このような家事こそ、筋トレに最適です。

上下に移動する時、途中で静止すれば脚の筋トレに。腕を大きく左右に動かしながらふくと筋トレになります。

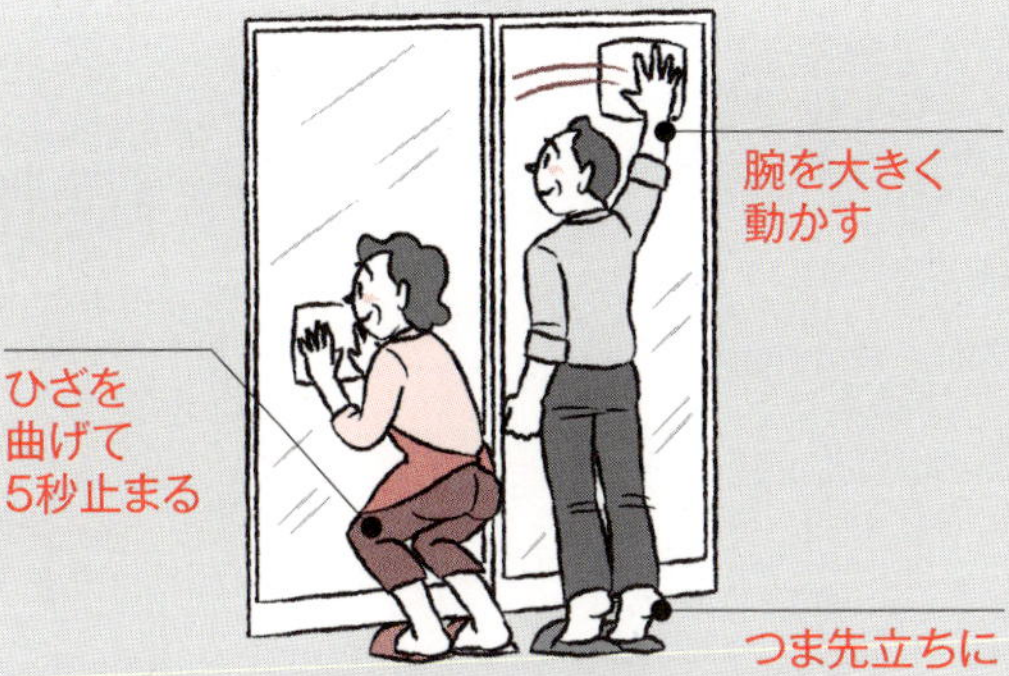
腕を大きく動かす
ひざを曲げて5秒止まる
つま先立ちに

窓の上のほうは、つま先立ちになって大きく腕を動かしてふく。
上下にふく時は、中腰の状態で少し静止する。

血圧を上げない生活を送る

少しでも血圧が上がる瞬間を減らす

日常生活の活動で血圧は変動している

日常生活のなかで、血圧は細かく変動している。
グラフでは、リラックスしている時の血圧を基準に、
日常生活の活動で血圧が平均でどの程度変動するかを示した。

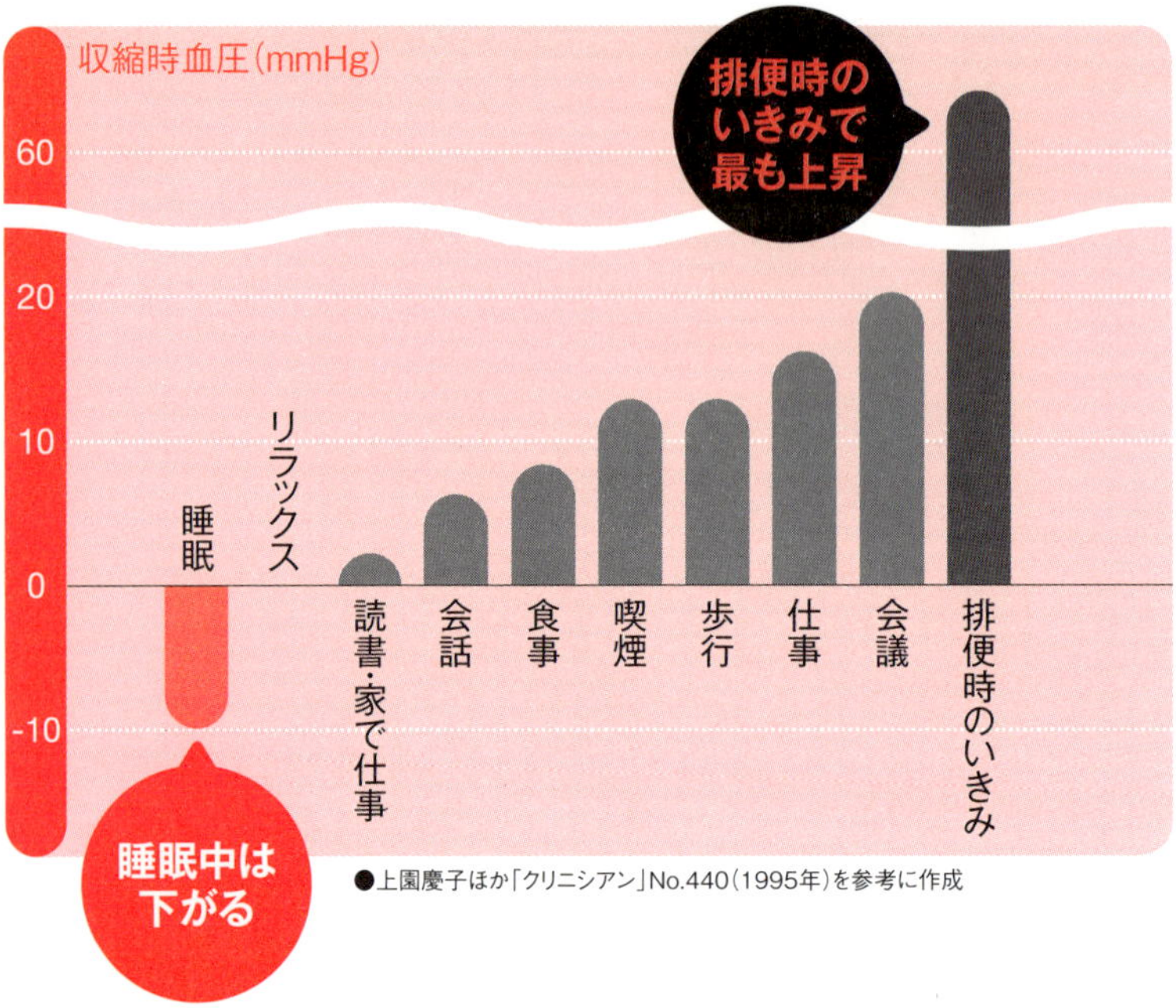

●上園慶子ほか「クリニシアン」No.440（1995年）を参考に作成

一瞬たりとも高血圧にならない状態を目指す

血圧はつねに変動しています。就寝中は低く、日中は高め、という生体リズムだけでなく、運動したり、入浴したり、ストレスを感じた時なども血圧が上昇します。日常において特に血圧が急上昇するのは、排便でいきむ時です。

たとえ安静時の血圧がそれほど高くなくても、このような時に高血圧の基準値に達してしまうようでは問題です。気づかないうちに、血管に大きな負担がかかってしまいます。

心筋梗塞《しんきんこうそく》や脳卒中のような命に関わる病気を防ぐためにも、できるだけ血圧を上げない生活を心がけることが大切です。

非常時はストレスから心血管病が急増

東日本大震災後は、震災のストレスや避難生活の影響などで心血管病が増加した。
グラフは急性冠症候群（急性心筋梗塞や不安定狭心症）、
心不全（心臓の機能が低下した状態）で救急搬送された件数の経過。

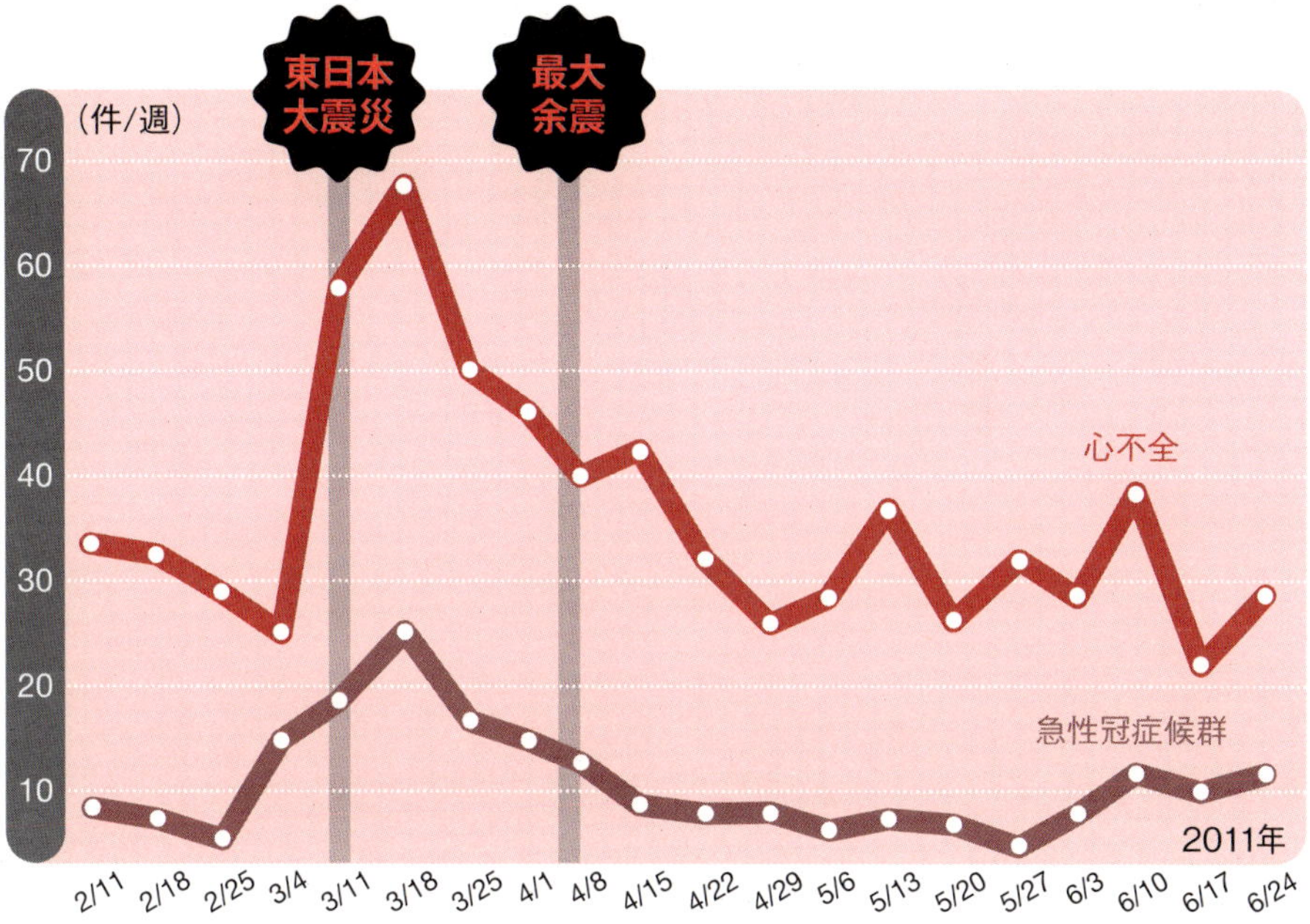

●下川宏明「日本内科学会雑誌」第103巻第3号、2014年

ふだんから高いと非常時には特に危険

２０１１年に起こった東日本大震災では、震度７の本震直後と、震度６強の余震の直後に、宮城県内で急性冠症候群（急性心筋梗塞や不安定狭心症*など。Ｐ122参照）や心不全による救急搬送が増加したという調査報告があります。

また、東日本大震災前後での血圧を比較した調査では収縮期血圧が平均12㎜Hg上がっていたことがわかりました。

原因は、ストレスや避難所での保存食の塩分、水分摂取を控えたために起こった脱水、薬の不足などが考えられます。

したがって、ふだんから高血圧の人は要注意です。震災などで血圧が上昇すると、心筋梗塞などを起こしかねないからです。命を守るためにも、ふだんから血圧を下げる努力をすることが大切です。

＊不安定狭心症は、動脈硬化で狭くなった血管の内腔（ないくう）が、血栓（血のかたまり）によってより狭くなって起こる。狭心症の症状が安静時にも現れ、何度もくり返す。

生活の工夫1 ストレス

イラッとしたら腹式呼吸で落ちつく

交感神経が興奮すると血圧が上がる

交感神経が興奮すると、
カテコールアミンという
ホルモンが分泌され、
心臓や腎臓などに作用する。
特に腎臓から分泌される
ホルモンは、さまざまな形で
血圧を上げる。

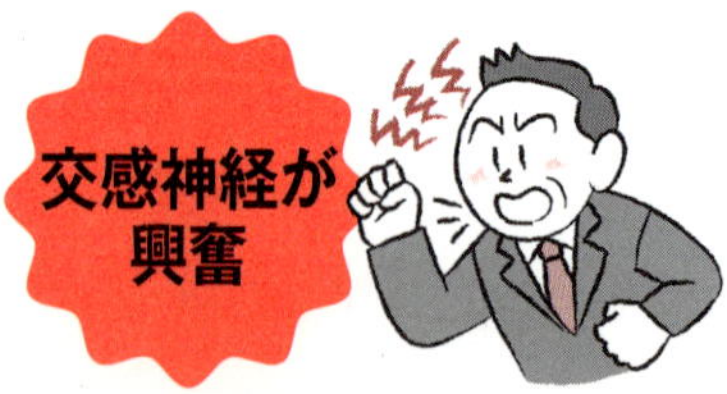

興奮や緊張、
不安のほか、
苦痛、寒暖、
運動なども
ストレスになる。

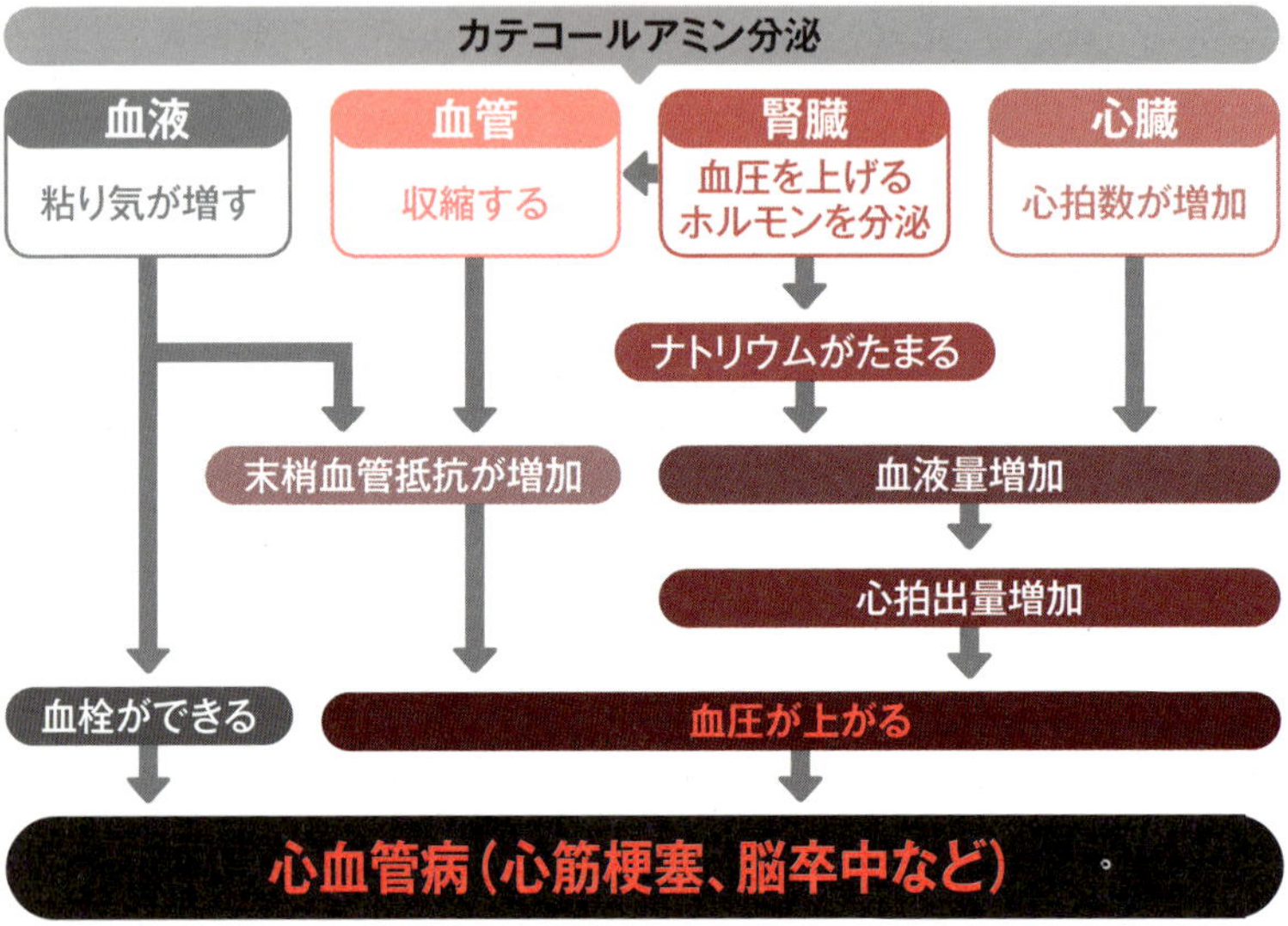

ストレスは交感神経を刺激する

たかがストレスとあなどってはいけません。高血圧、ひいては心筋梗塞《しんきんこうそく》や脳卒中の原因になることもあるのです。

睡眠、呼吸、血圧など、私たちの体の機能は自律神経にコントロールされています。自律神経のうち、活発な時に強く働くのが交感神経、ゆったりしている時に強く働くのが副交感神経です。

ストレスを感じると、交感神経が刺激されて「カテコールアミン」が分泌されます。すると、血管が収縮し、血圧が上昇。さらに、血栓《けっせん》ができやすくなります。血栓が心臓や脳の血管をふさぐと、心筋梗塞や脳梗塞などが起こります。

心身ともに〝休む〟時間をもつ

ストレスを感じたら腹式呼吸をする

深く呼吸をすると、副交感神経が働いて緊張がほぐれる。オフィスや移動中、寝る前など、ストレスや疲れを感じた時におすすめ。

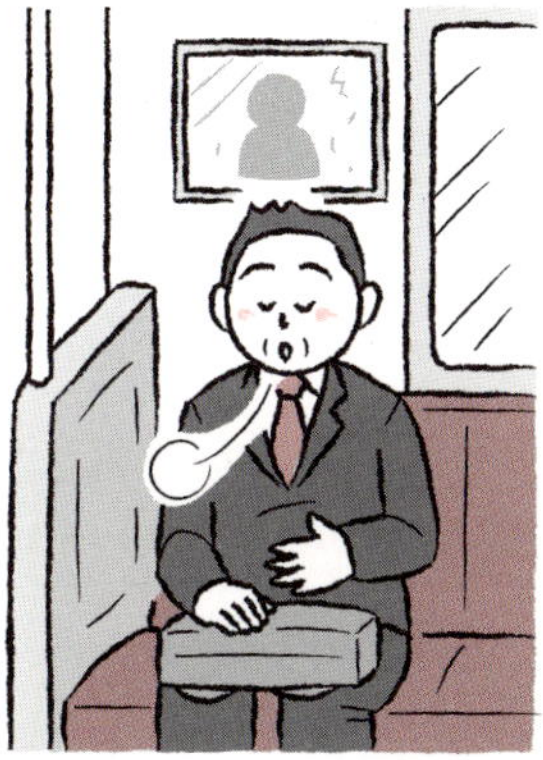

腹式呼吸は、鼻からゆっくりと空気を吸い
おなかをふくらませてから、口をすぼめて細く長く、
おなかが完全にへこむまではき出す。
10回程度くり返す。

リラックスして楽しめる趣味を見つける

マイペースでできるスポーツ、音楽鑑賞など、興味をもてることを探す。友人や家族の趣味に便乗しても。熱中しすぎやギャンブルは血圧を上げるので要注意。

プライベートの時間は仕事を忘れて休む

自宅でのんびりすごす、仕事と関係のない友人と会う、日常の場所を離れて小旅行に行くなど、休日や退社後の時間は気分を切りかえる。

集中の合間に少し気分を変える

集中していた意識を少しゆるめるだけでストレス解消になる。机の整理をしてみる、仕事中に5分お茶を楽しむだけでも、緊張がほぐれる。

上手に休むことで血管の若返りにもなる

イライラしたら腹式呼吸をする、疲れている日は早く寝るなど、心身を休ませる機会をこまめにつくることが、ストレスをためない秘訣です。

ストレス解消は血管の若返りにもつながります。リラックスして副交感神経が優位になると、血管の内皮細胞を強くする一酸化窒素の分泌量が増えるのです。

Dr.アドバイス

社会とのつながりを保つことも大切

退職後や子育て後、気がぬけて人づきあいが減る人は少なくありません。自治会の活動に参加する、趣味のサークルに入るなど、何でもよいので社会とのつながりをなくさないこと。活動的になって生活が充実し、気持ちが前向きになると、健康維持にもつながります。

生活の工夫❷ 入浴・気温差

血圧を上げる「寒い！」「熱い！」を防ぐ

気温が下がる冬は血圧が上昇

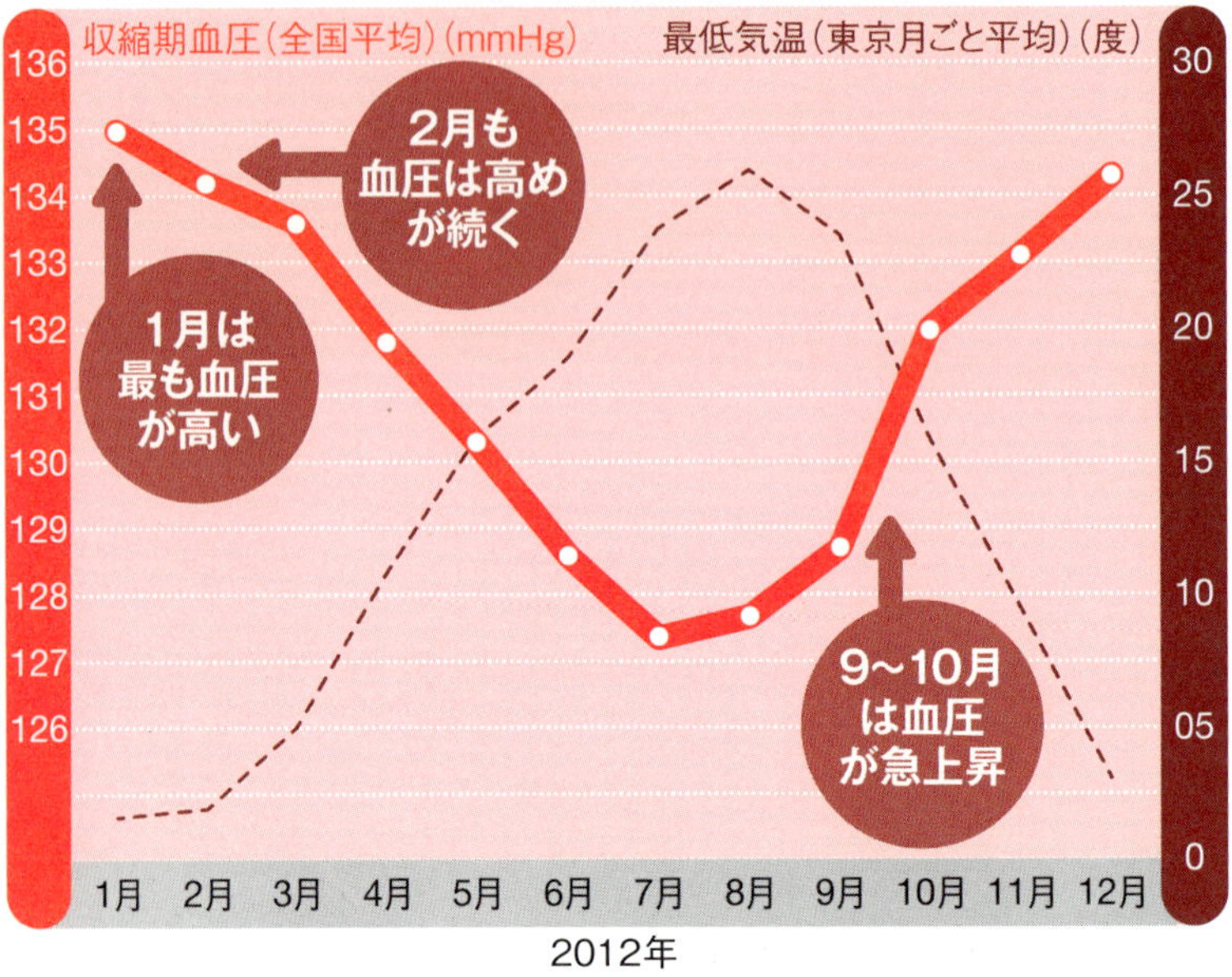

健康管理サービスの会員約15万人の血圧データと気温の関係を調べた結果。気温が下がるほど血圧は上がっていた。特に1月に血圧が高くなるのは、気温に加え、年末年始の暴飲暴食が関係していると考えられる。

●「にっぽん健康データ2012」（オムロン ヘルスケア株式会社）

気温の低下・温度差が血圧を上げる

気温が下がると血圧が上がり、気温が上がると血圧は下がります。実際に、1年で最も血圧が高くなるのは1月、次いで2月です。冬には心血管病による死亡率が高まることもわかっています。

冬に血圧が上がるのは、寒さで交感神経が刺激されて血管が収縮するためです。血圧の上昇を避けるには、暖かい服装をしたり、部屋だけでなくふろの脱衣所やトイレにも暖房をつけるなどして、寒暖差を減らすことが大切です。

一方、夏の暑い日に冷房の利いた室内に入ると、温度差で血圧が急上昇することもあります。夏場も注意が必要です。

温度差の危険地帯、ふろ・トイレは暖めておく

寒い冬は、家の中の気温差や入浴の際の温度が血圧を上げる大きな要因になる。
できるだけ温度差をなくす工夫が必要。

冬場は暖房で暖めておく

寒い脱衣所で脱衣して熱い湯につかったり、入浴後に寒い脱衣所やろうかに移ると、温度差で血圧が大きく変化し、脳卒中や心筋梗塞《しんきんこうそく》の危険が増す。

できるだけいきまない

排便時のいきみは大きく血圧を上げる（P96参照）。便秘にならないよう、野菜や海藻、水分を十分とるなど対策を。必要に応じて医師に緩下剤《かんげざい》を処方してもらう。

暖房や暖房便座で暖かく

真冬や早朝のトイレは寒い。暖房や暖房便座を使って、トイレも暖めておく。

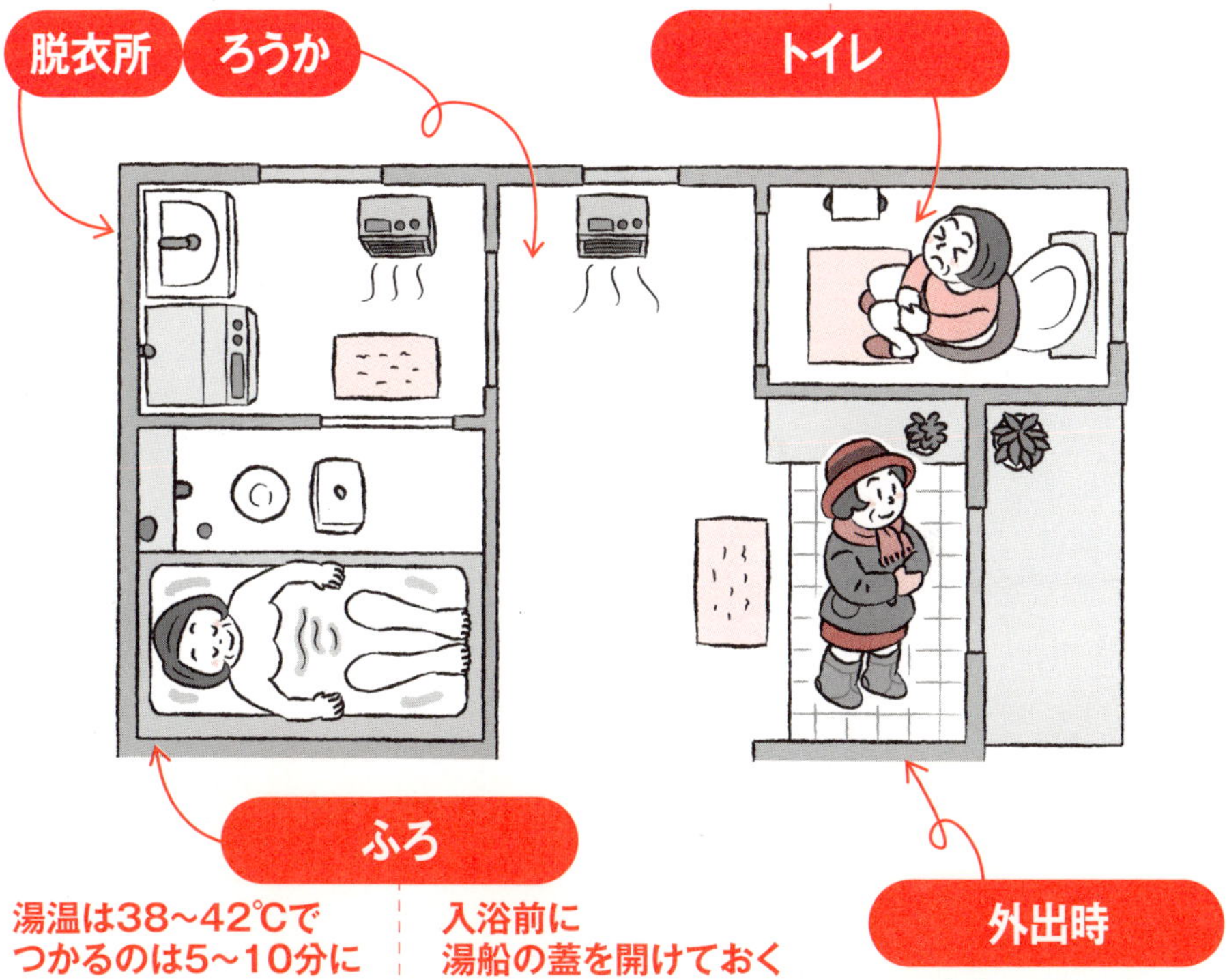

湯温は38～42℃でつかるのは5～10分に

室温20℃以上、湯温40℃以下ではほとんど血圧が上昇せず、42℃以上で血栓《けっせん》ができやすくなるとされる。湯温が高すぎる銭湯や温泉は要注意。温度差が大きいサウナや冷水浴は避ける。

入浴前に湯船の蓋を開けておく

浴室が暖まる。浴室暖房を使うのもよい。

入浴前に水分補給を

入浴中は発汗で脱水が起こりやすい。お酒は脱水をまねくので入浴前は飲まない。

コートやマフラー、靴下でしっかり保温

暖かい室内から外に出る時は、首筋、背中、足元を中心に十分に保温する。早朝は血圧が上がりやすいため、特に注意が必要。

生活の工夫③ 睡眠

規則正しい生活で6～7時間は寝る

睡眠時間5時間以下は危険

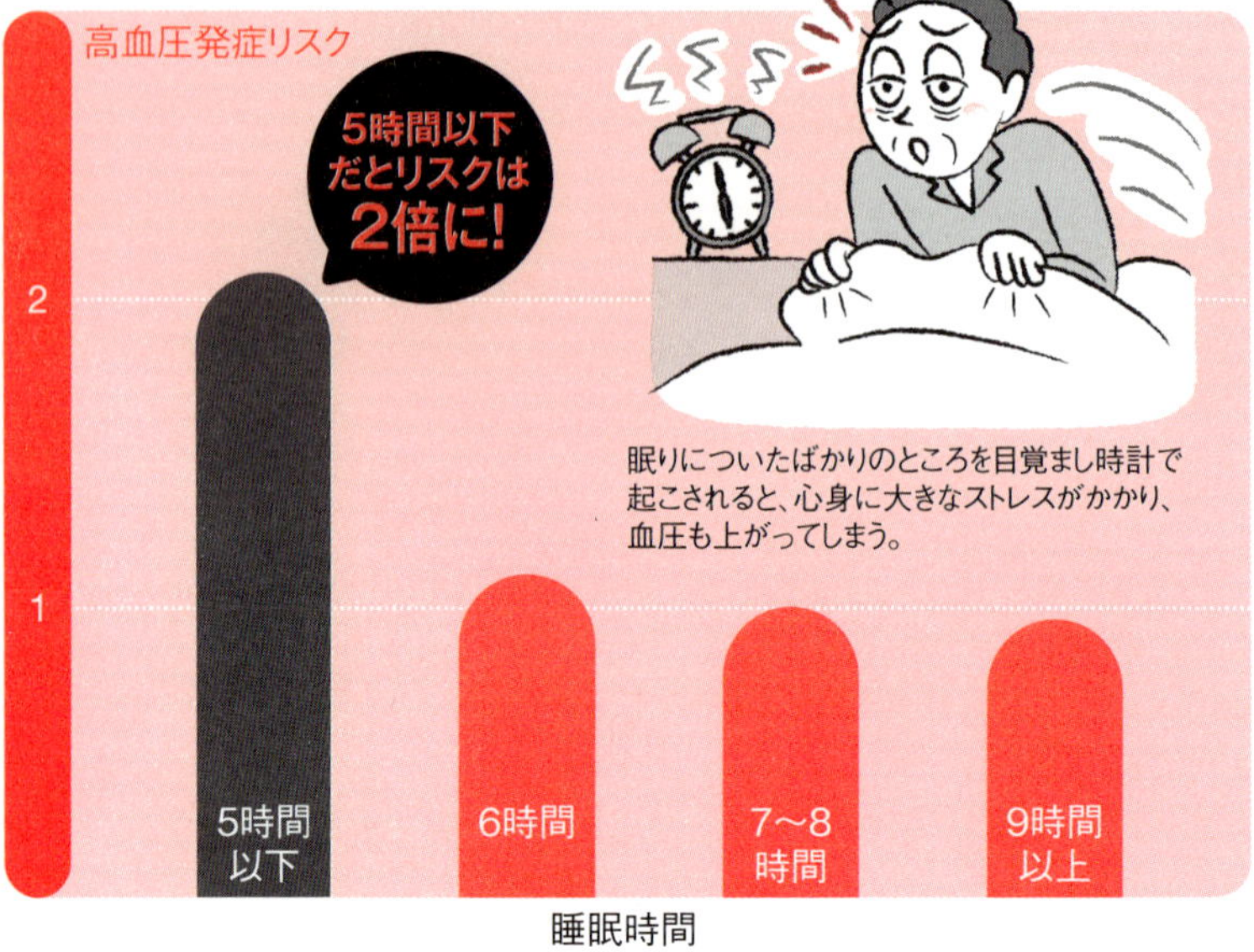
高血圧発症リスク
5時間以下だとリスクは2倍に!
2
1
眠りについたばかりのところを目覚まし時計で起こされると、心身に大きなストレスがかかり、血圧も上がってしまう。
5時間以下
6時間
7～8時間
9時間以上
睡眠時間

睡眠時間7～8時間の場合に比べて、5時間以下だと高血圧発症リスクは2倍以上になる。一方、6時間以上だとリスクに差はなかった。

●Gangwisch JE, et al. Hypertension. 2006

睡眠不足は高血圧や肥満、心血管病を呼ぶ

本来、昼間は交感神経が優位になって血圧が上がり、睡眠中は副交感神経が優位になって血圧が下がります。しかし、生活のリズムが崩れ、睡眠が不足すると、副交感神経への切りかえがうまくいかず、夜間も血圧が高いままになります。

また、睡眠不足は食塩感受性を高めるため、塩分に反応して血圧が上がりやすくなってしまいます。

さらに、睡眠不足は肥満や糖尿病、心血管病の原因となります。

きちんと眠って生活にリズムをつくる

血圧を下げて健康になるためには、6

睡眠時間確保で生活リズムを整える

寝る前の刺激は減らす

スマホ、テレビは寝室外に

スマートフォン、パソコン、テレビ、ゲームなどの明るい画面を就寝直前までみていると、寝つきにくくなる。

酒、たばこは控える

お酒は眠気を誘うが睡眠の質を下げる。交感神経を刺激するたばこやカフェイン入り飲料も控える。

眠りやすい寝具を使う

体に合ったふとんや枕など、リラックスできる寝具を選ぶ。

6~7時間は寝る

高血圧、糖尿病、心血管病のリスクを減らすには、6～7時間は睡眠を。それでも血圧が高い場合は、睡眠の病気の可能性がある。

▶P121

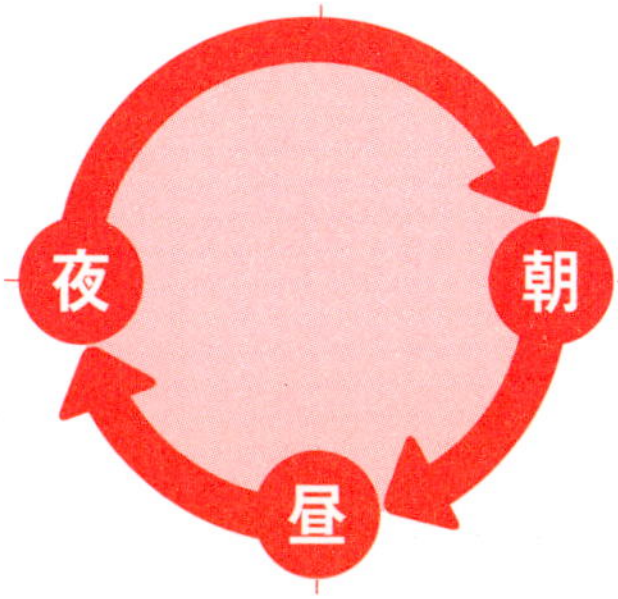

活動的にすごす

夜しっかり眠るためにも、昼間は活動的にすごす。

まずは早起き

朝、決まった時間に起きることからはじめるとよい。

日光を浴びる

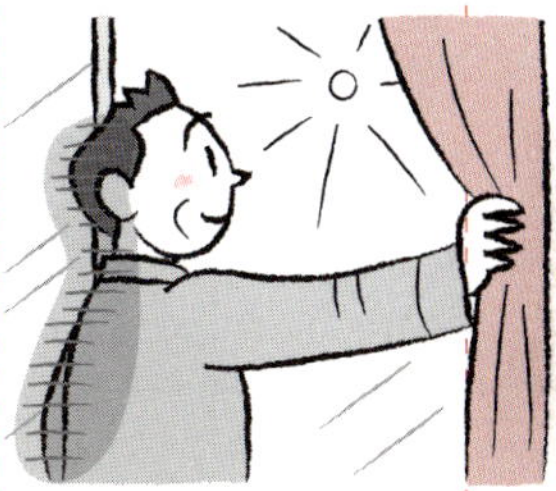

決まった時間に起きて日光を浴びると、体内時計がリセットされて脳が目覚める。その後は、朝食を決まった時間に食べる。

▶P55

～7時間の睡眠時間を確保しましょう。同時に、できるだけ早寝早起きを心がけることも大切です。

生活リズムが整うと、睡眠中にきちんと副交感神経に切りかわるようになって心身が休まり、ストレス対策になります。また、睡眠中は血管の内皮細胞から分泌される物質によって血管が修復されるため、血管の健康維持にもつながります。

Dr.アドバイス

不倫、浮気……刺激的な性行為は命の危険も

性行為で血圧は上がりますが、一時的なものです。しかし、浮気相手との性行為など、刺激的な状況下では血圧は大きく上昇。〝腹上死〟の危険も高まります。飲酒後の性行為も同様です。きちんと高血圧の治療を受け、いつものパートナーとのリラックスした性行為を楽しむことをおすすめします。

生活の工夫4 たばこ

まだ吸っているなら、とにかくやめる

血圧を上げ血管を老化させる

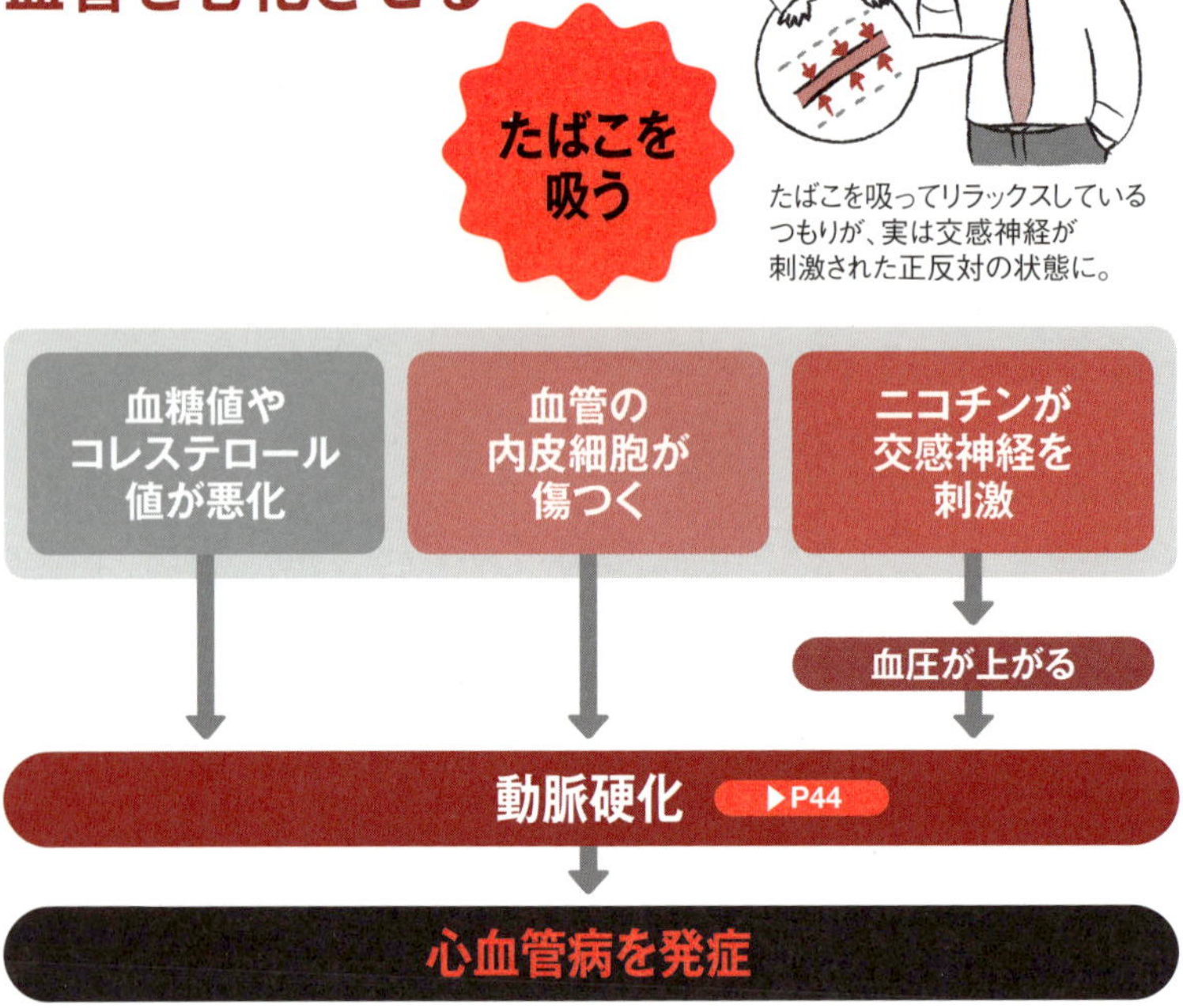

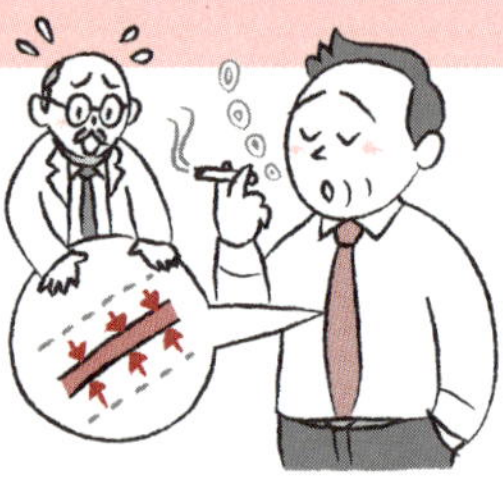

たばこを吸ってリラックスしているつもりが、実は交感神経が刺激された正反対の状態に。

たばこに含まれるニコチンなどの有害物質は、コレステロールを運ぶLDLを酸化させる。酸化LDLは血管の内皮細胞を傷つけてその働きを低下させるとともに、血管の内壁にとり込まれ、動脈硬化が進行する。

血管をボロボロにして心血管病をまねくたばこ

たばこは血管にとって「百害あって一利なし」です。たばこを吸うと血管が収縮し、1本のたばこで15分以上血圧が上がり続けます。血圧が急に上昇すると、血管には大きな負担がかかります。

また、たばこにはニコチンなど200種類以上もの有害物質が含まれており、血管の動脈硬化を強く進めることもわかっています。そのため、喫煙は心筋梗塞《しんきんこうそく》や脳卒中の強力な危険因子なのです。

周りの人のためにも絶対に禁煙を

たばこの害は、吸わない家族や身近な人々にまでおよびます。たばこの煙を吸

決意を宣言してきっぱりやめる

禁煙は自分ひとりでは難しいもの。
禁煙を宣言して周囲の協力も得ながら、
意志を強くもってとり組む。

禁煙する理由を
自分のなかで
はっきりさせて、
周囲に宣言を。

宣言する

- 禁煙開始日を決める
- たばこ、灰皿、ライターをすべて処分
- 周囲の人に禁煙を宣言

きっぱりやめる

- 減らすのではなくやめる
- 「一生」ではなく「まず1日」
- 吸いそうな場所に近づかない

達成できそうな目標を少しずつクリアしていく。お酒を飲む場所や喫茶店など、吸いたくなる場所には近づかない。

吸いたい時は気をそらす

- ガムをかむ、歯をみがく
- 深呼吸をして、お茶を飲む
- ストレッチをする

禁煙開始後2、3日～1週間くらいで禁断症状が現れる。じっとがまんするともっと吸いたくなるので、気をそらす。

禁煙治療薬を使う

- 市販のニコチンガムやパッチ
- 医療機関で処方される内服薬

ニコチンを含むガムやパッチで禁断症状を和らげる。内服薬だと禁断症状が和らぐとともに、たばこがまずく感じられるように。

続ける

- 「1本だけなら」に打ち勝つ

「1本だけ」という気持ちに負けないよう自己管理を。吸わないことで得られるメリットを忘れずに。

い込むことを受動喫煙といいますが、受動喫煙者も喫煙者同様に心筋梗塞や脳卒中のリスクが上がり、血圧が高い傾向があることがわかっています。

　このように喫煙は周囲にも迷惑をかけるので、今すぐきっぱりやめましょう。禁煙すれば心筋梗塞や脳卒中のリスクは下がり、禁煙期間が長くなるほど健康へのメリットは大きくなります。

Dr.アドバイス

禁煙での体重増加より喫煙のほうがずっと危険

　禁煙をはじめると体重が増えます。食べ物がおいしく感じられたり、口さびしさから食べてしまうことなどが原因です。

　しかし、血圧や血管にとっては、禁煙による体重増加よりも、喫煙によるリスクのほうがずっと大きいものです。

　生活改善で減量しながら、絶対にたばこはやめてください。

これは危険！

脳・心臓の警告サインを知っておく

知っておきたい危険な警告サイン

心筋梗塞や脳卒中（脳出血、くも膜下出血、脳梗塞）の発作が起こる時には、特有の症状が現れることが多い。
その警告サインが現れたら、すぐに救急車を呼び対応する。

突然胸や背中が強烈に痛む
↓
大動脈解離の危険 ▶P123

胸がしめつけられるように激しく痛む

10分程度でおさまる
↓
狭心症の可能性 ▶P122

10分以上続く
↓
心筋梗塞の危険 ▶P122

胸がしめつけられる痛みが10分以上続く時は、特に危険。

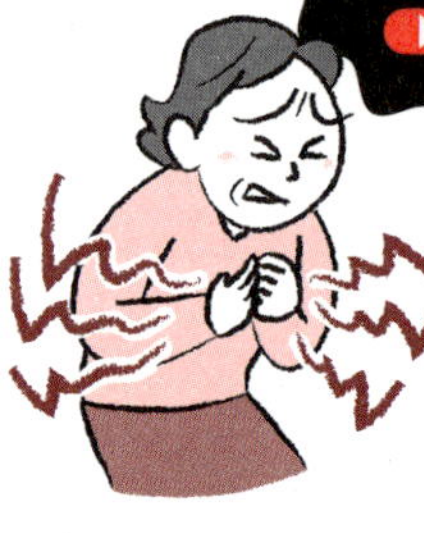

心筋梗塞による痛みは、みぞおちや肩、腕、あごなどに現れることもある。

突然死をまねく超危険な〝一撃〟

〝あんなに元気だった人が急に亡くなるなんて〟といったケースはよくありますが、心筋梗塞《しんきんこうそく》や脳卒中などの命に関わる病気は突然に発症します。脳や心臓の血管が切れたり、血栓《けっせん》がつまったり、といった〝一撃〟が突然死をまねくのです。

誰もが避けたい一撃ですが、高血圧や糖尿病、脂質異常症のある人はすでに血管がダメージを受けているためにこうした一撃を受けやすい状態です。高血圧だからといって症状があるわけではないので、危機感をもっていない人が多いのですが、突然死につながる病気のリスクが高いことを自覚しておくべきです。

体の片側だけがしびれる、動かせない

顔の片側が下がってうまく笑えない

話がまとまらず、うまく話せない

片側の目が見えない、二重に見える

視野の片側が欠ける

ろれつが回らない

両腕を前に伸ばすと片方が落ちる

言葉の意味がわからない

まっすぐに歩けない、フラフラする

脳梗塞、脳出血の危険

▶P124

突然激しい頭痛が起こる

同時に、突然嘔吐《おうと》する

バットでなぐられたような、経験したことのない激しい頭痛が起こる。

くも膜下出血の危険

▶P124

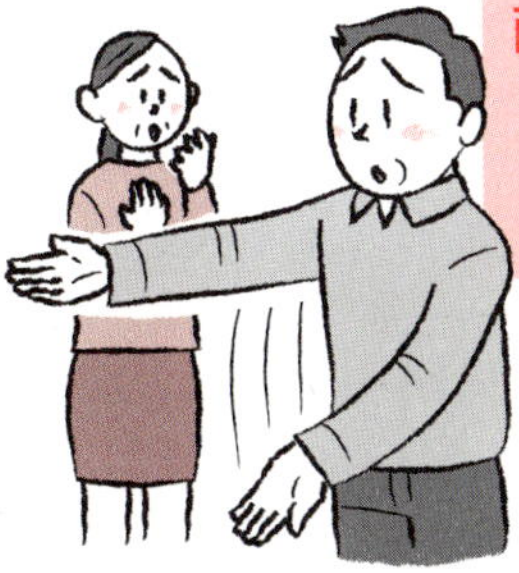

おかしいなと思ったら、「顔の片側が下がってうまく笑えない」「両腕を前に伸ばすと、片方が落ちる」「うまく話せない」の3症状がないかどうかを確かめる。ひとつでも当てはまる場合は脳卒中の危険性大。

すぐにおさまるサインも絶対に見逃さない

上記のような心筋梗塞や脳卒中が疑われる症状が現れた場合は、躊躇《ちゅうちょ》せずにすぐに救急車を呼んでください。

注意が必要なのは、いつもとは違う症状が現れたものの、すぐにおさまってしまう時です。例えば、狭心症の場合、胸の痛みが起こりますが、短時間で自然に症状が消えます。これは心筋梗塞を発症するリスクが高いというサインです。

また、「一過性脳虚血発作《いっかせいのうきょけつほっさ》」の場合も、体の片側がしびれるなどの脳梗塞のような症状が現れますが、数分～数十分以内に消えることがほとんどです。しかし、これを放置していた人の多くが、後に脳梗塞を発症しています。

こうしたサインがあったら早めに受診をして、治療をはじめることが大切です。

生活習慣の管理は
スマホで気軽にできる

高血圧改善のためにぜひ実践したいのが、血圧の記録です。記録しておかないと、どのくらいの期間でどの程度血圧が下がったのかわかりません。体重、食事の内容や量、歩数なども記録しておくと、〝間食をやめて体重が減ったら、血圧も下がってきた〟などと分析できるようになるので、効果も上がります。

ノートに書き続けるのは大変だと思う人もいますが、最近では血圧を記録するスマートフォン（スマホ）のアプリなどもあります。通信のできる血圧計や体重計もあり、測定データを一括管理し、スマホなどでいつでも見られるサービスもあります。記録が三日坊主になりがちな人は、試してみるとよいでしょう。

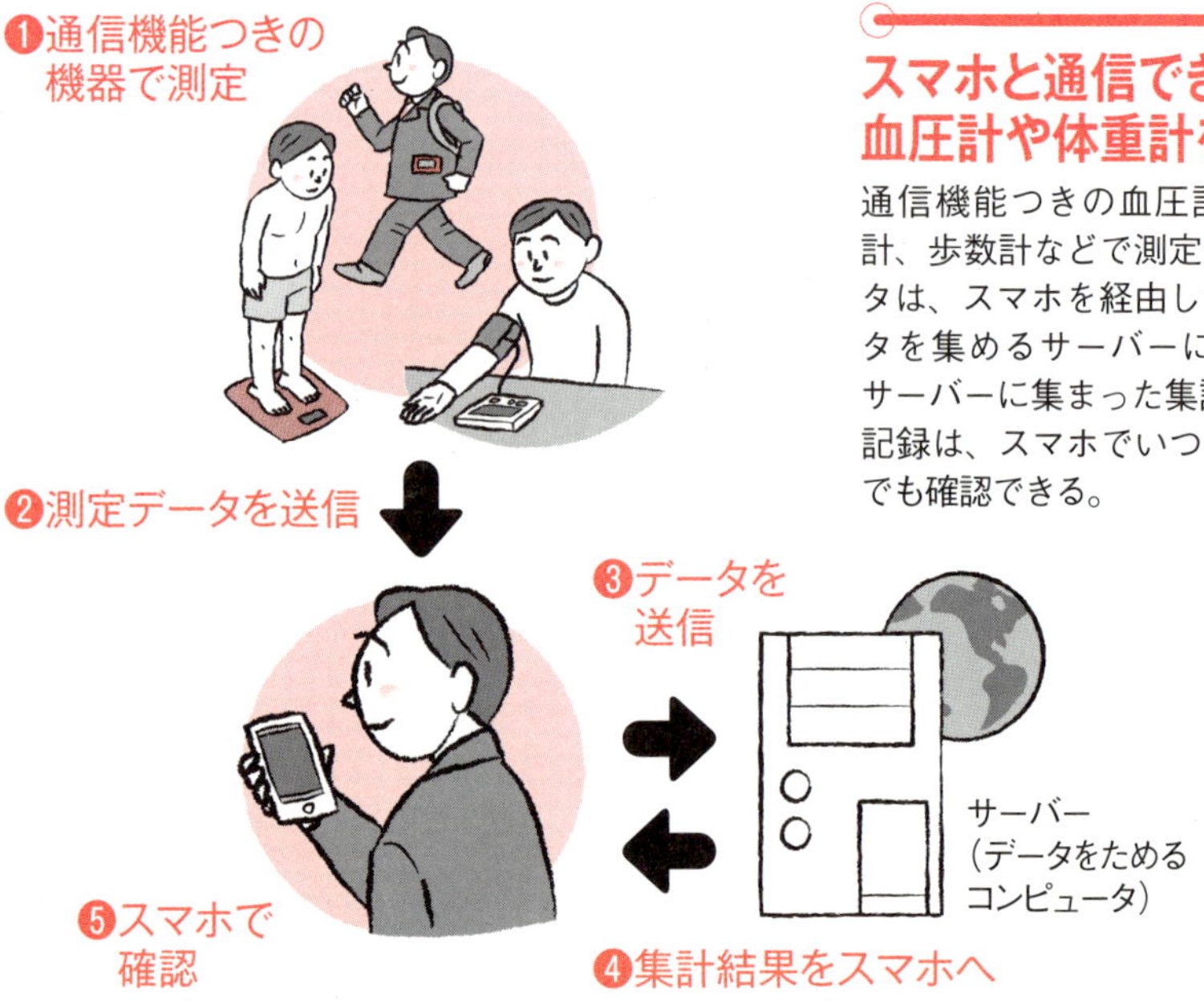

❶通信機能つきの機器で測定
❷測定データを送信
❸データを送信
❹集計結果をスマホへ
❺スマホで確認
サーバー
（データをためるコンピュータ）

スマホと通信できる血圧計や体重計を利用

通信機能つきの血圧計や体重計、歩数計などで測定したデータは、スマホを経由して、データを集めるサーバーに集まる。サーバーに集まった集計結果や記録は、スマホでいつでもどこでも確認できる。

Part 4 リスクが高ければ降圧薬の力を借りる

薬物療法の意味

服薬中ならすでに心血管病の危険が高い

高リスクならすぐに服薬開始

心血管病のリスクが高くなければ、まず生活習慣改善のみで様子をみる。
服薬中も生活習慣改善は続ける。

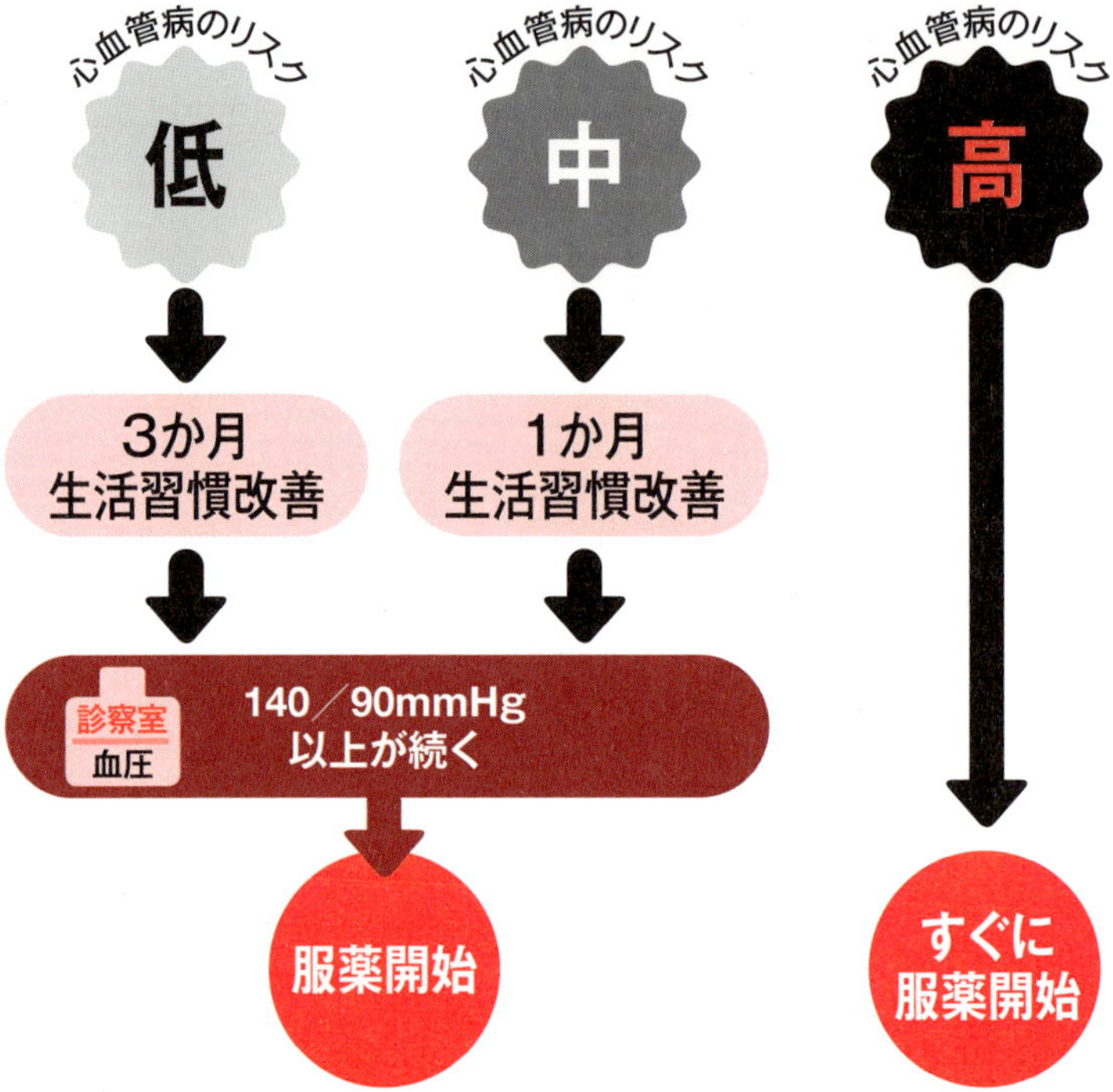

生活を変えるだけで血圧を管理できなければ薬を使う

高血圧で降圧薬を飲んでいる人は多いものの、なぜ自分は薬が必要なのかを理解していない人は少なくありません。

降圧薬を処方されたということは、心血管病を発症するリスクが高いということです。高血圧治療では薬を使いはじめるタイミングが決められています。心血管病のリスクが高ければ、生活改善と同時に薬物療法をはじめます。それ以外の場合、まず生活改善にとり組み、血圧が下がらなければ降圧薬を使います。

あくまでも基本は生活改善ですが、どうしてもリスクが下げられなければ、薬の力を借りざるを得ないのです。

危険因子・持病の有無でリスクがわかる

高血圧の人の心血管病のリスクがどの程度かは、下記のチャートで調べられる。

下記の病気がある、もしくは下記に当てはまる

- 糖尿病 ▶P82　●脳の病気（脳卒中、一《いっ》過《か》性《せい》脳《のう》虚《きょ》血《けつ》発《ほっ》作《さ》など）
- 心臓の病気（狭心症、心《しん》筋《きん》梗《こう》塞《そく》、心不全など）
- 腎臓の病気（たんぱく尿、慢性腎臓病、糖尿病性腎症など）
- 血管の病気（動脈硬化など）　●目の病気（高血圧性網《もう》膜《まく》症《しょう》）
- 診断基準4項目すべてに当てはまるメタボリックシンドローム ▶P31
  内臓脂肪型肥満、高血圧に加えて、高血糖と脂質代謝異常がある。
- 血圧が180／110mmHg以上

あり → 心血管病のリスク 高

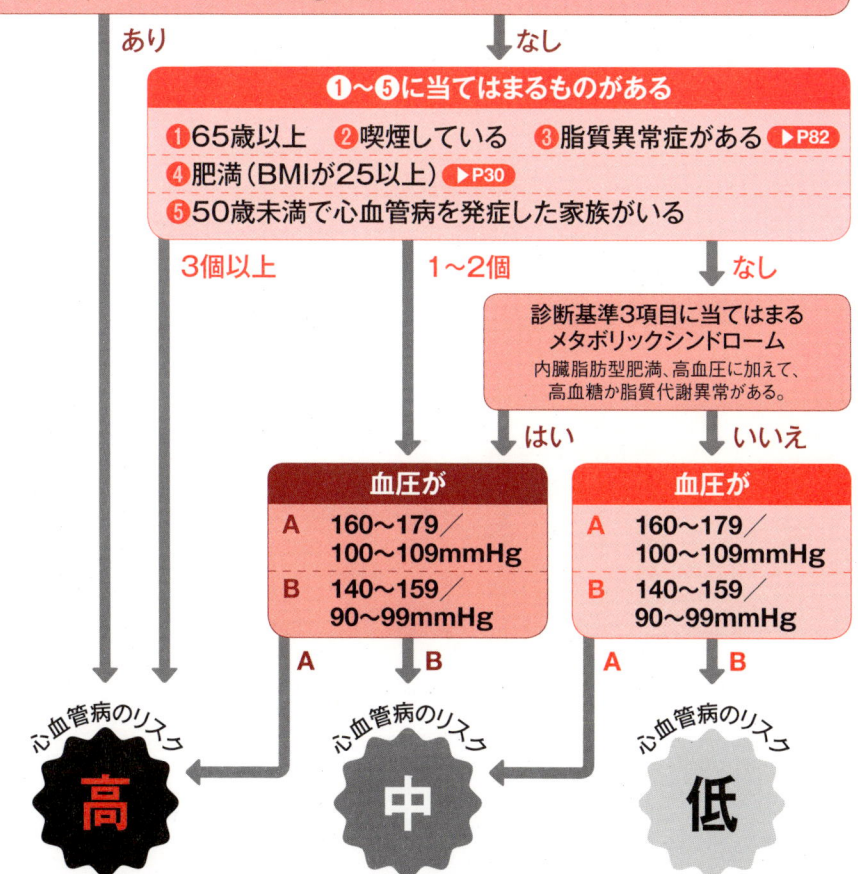

なし ↓

❶〜❺に当てはまるものがある

❶65歳以上　❷喫煙している　❸脂質異常症がある ▶P82
❹肥満（BMIが25以上） ▶P30
❺50歳未満で心血管病を発症した家族がいる

3個以上 → 心血管病のリスク 高

1〜2個 → 血圧が（左）

なし ↓

診断基準3項目に当てはまるメタボリックシンドローム
内臓脂肪型肥満、高血圧に加えて、高血糖か脂質代謝異常がある。

はい → 血圧が（左）

いいえ → 血圧が（右）

血圧が（左）

A　160〜179／100〜109mmHg
B　140〜159／90〜99mmHg

A → 心血管病のリスク 高
B → 心血管病のリスク 中

血圧が（右）

A　160〜179／100〜109mmHg
B　140〜159／90〜99mmHg

A → 心血管病のリスク 中
B → 心血管病のリスク 低

心血管病のリスク **高**　心血管病のリスク **中**　心血管病のリスク **低**

どこまで下げるか

まずは140／90㎜Hg未満を目標に

持病や年齢で目指す血圧値が変わる

140/90mmHg未満を目指すのが基本。
糖尿病や腎臓病がある場合はより厳しく、
75歳以上の場合は
ややゆるやかにコントロールする。

糖尿病がある、慢性腎臓病（CKD）がある

慢性腎臓病でたんぱく尿が陽性の場合。

いいえ

75歳以上である

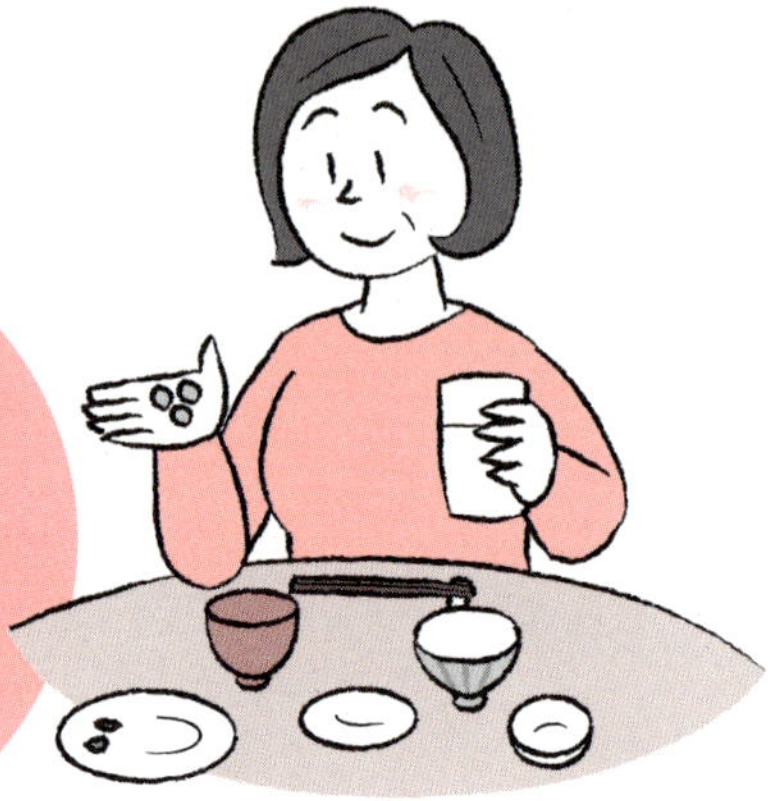

75歳以上でも、問題になるような薬の副作用がみられない場合には、診察室血圧140/90mmHgを目指す。

●「高血圧治療ガイドライン2014」（日本高血圧学会）より作成

糖尿病や腎臓病があればより低めを目指す

高血圧の治療では、患者さんの年齢や合併症の有無によって血圧の目標値が設定されています。

降圧目標の一般的な基準となるのが、診察時血圧では「収縮期血圧140㎜Hg未満、拡張期血圧90㎜Hg未満」、家庭血圧では「収縮期血圧135㎜Hg未満、拡張期血圧85㎜Hg未満」です。

ただし、年齢にかかわらず、糖尿病がある場合や慢性腎臓病（CKD）でたんぱく尿が陽性の場合は、より厳しく血圧を管理しなければなりません。これらの病気があると、心血管病のリスクが高くなるためです。

はい

ここまで下げる!

	収縮期血圧		拡張期血圧	
家庭血圧	125	／	75	mmHg未満
診察室血圧	130	／	80	mmHg未満

いいえ

ここまで下げる!

	収縮期血圧		拡張期血圧	
家庭血圧	135	／	85	mmHg未満
診察室血圧	140	／	90	mmHg未満

はい

ここまで下げる!

	収縮期血圧		拡張期血圧	
家庭血圧	145	／	85	mmHg未満
診察室血圧	150	／	90	mmHg未満

75歳以上の人はゆっくりと下げる

高齢者は動脈硬化が進んでいることに加え、血圧を下げすぎると、脳をはじめとする重要な臓器の血流障害が起こる可能性があります。

そのため、75歳以上の高齢者では、目標値は少しゆるやかになっています。

Dr.アドバイス

生活を変えれば降圧目標は簡単に達成できる

目標値を厳しく感じる人もいるかもしれません。薬だけにたよるなら確かにそうでしょう。ただ、高血圧をまねいた主な原因は生活習慣です。これを改善すればおのずと血圧は下がります。減塩や減量、運動にきちんととり組めば、降圧目標は軽くクリアできます。

高血圧を根本的に治すには、降圧薬を使っていても生活改善は必須なのです。

薬

血管を広げる薬か血液量を減らす薬か

血管を広げる薬

薬の種類	アンジオテンシンⅡ受容体拮抗薬（ARB）	カルシウム（Ca）拮抗薬
作用	血管を収縮させて血圧を上げる「アンジオテンシンⅡ」の作用を抑える。アンジオテンシンⅡは腎臓から分泌される「レニン」が原因でつくられる。	カルシウムが血管の平滑筋（P44参照）に入り込むと、血管が収縮する。それを防ぎ、血管を広げる。降圧効果が最も強い。
向いている人	ストレスの影響で血圧が上がりやすい人。心肥大や心不全、慢性腎臓病、糖尿病がある人。脳卒中を発症した人。	最初に使われることが多く、幅広く使われている。狭心症の人（発作予防効果がある）にもよい。
副作用と注意	副作用はあまり起こらない。妊娠中の人や授乳中の人は使用できない。腎動脈が狭くなっている場合も使われない。	動《どう》悸《き》、頭痛、顔のほてり、むくみなど。心不全がある人は使わない。グレープフルーツやそのジュースをとると、血圧が下がりすぎることがある。

作用のちがう2タイプがある

血管が収縮して狭くなっているところに血液が流れたり、心臓から送り出される血液量（心拍出量）が増えたりすると、血管壁に強い圧力が加わります。こうして起こるのが、高血圧です（P42参照）。

そこで、治療に用いる降圧薬は大きく2タイプにわけられます。血管の収縮をゆるめて血管を広げるタイプと、血液量や心拍出量の増加を抑えるタイプです。

血管を広げる薬はカルシウム拮抗《きっこう》薬、やＡＲＢ、ＡＣＥ阻害薬が、血液量を抑える薬は利尿薬やβ《ベータ》遮断薬が代表的です（上の表参照）。これらの薬は、合併症やほかの病気の有無などで使いわけます。

血液量を減らす薬

β遮断薬	利尿薬	アンジオテンシン変換酵素（ACE）阻害薬
心臓にあるβ受容体に働いて、交感神経（P98参照）からの指令を遮断し、心拍数を減らして心拍出量を少なくする。	血液中のナトリウムの排出を促すことで、余分な水分を排出し、血液量を減らす。少量でも効果が高い。	アンジオテンシン変換酵素（ACE）は、レニンの作用で生まれたアンジオテンシンⅠに作用してアンジオテンシンⅡをつくり出す酵素。このACEの働きを抑える。
心不全、頻脈《ひんみゃく》（心拍数が1分間に100回以上になる）、運動などで体を動かすと起こる狭心症がある人、ストレスで血圧が上がりやすい人など。	高齢者や慢性腎臓病、糖尿病のある人、塩分の摂取量が多い人、塩分が血圧に影響しやすい人など。	ストレスが原因で血圧が上がりやすい人。心肥大や心不全、慢性腎臓病、糖尿病がある人。心筋梗塞《しんきんこうそく》を起こした人。
脈が遅くなるタイプの不整脈や、気管支ぜんそく、閉塞性動脈硬化症（P122参照）などがある場合は使わない。	薬のタイプによって、低カリウム血症や、逆に高カリウム血症が起こることがある。高尿酸血症や糖尿病を誘発することも。	2～3割の人に空せきが出る。まれに、のどがはれて呼吸困難を起こすことがある。妊娠中の人は使用できない。

Dr.アドバイス

妊娠中も降圧薬は使用できる

妊娠をきっかけに発症する「妊娠高血圧症候群（P39参照）」は、きちんと対処しないと、母体の脳血管、肝臓、腎臓に障害が起こったり、胎児の成長にも問題が出る危険があります。

軽症の場合は生活改善で様子をみますが、重症になると薬物治療が必要です。ただ、妊娠中は胎児の安全を考え、交感神経の働きを抑える「メチルドパ」や、血管を広げる「ヒドララジン」がまず使われます。

重症の場合、産後もしばらく高血圧が続きます。従来、授乳中は降圧薬の使用は原則禁止されていました。しかし、最近では、安全性が確認された一部のカルシウム拮抗薬やβ遮断薬、ACE阻害薬などは、使用されるようになりました。

妊娠中、授乳中の薬の使用については、「妊娠と薬情報センター」*のホームページにも詳しく紹介されています。

*妊娠と薬情報センターのホームページ　http://www.ncchd.go.jp/kusuri/

飲み忘れてもまとめて飲むのは危険

効果をみながら服用回数や種類を調整

朝1回服用が基本

降圧薬の服用は、原則として朝1回。服用回数が少ないことで飲み忘れを防ぎやすくなるとともに、薬を服用することへの負担が減る。

効かない時

飲むタイミングを変更する

- ●晩1回に変更する
- ●朝晩2回にわけて飲む
- ●朝昼晩3回にわけて飲む

24時間降圧効果が続かない場合は、飲むタイミングを変えることもある。例えば、早朝高血圧（P36参照）が改善しない場合は、朝よりも晩や寝る前に飲むと効果が高いことも。

2種類以上の服用が多い

Ⅰ度高血圧（P25参照）や合併症がない場合は、1種類のみ服用する。ただし、降圧薬服用中の人の約⅔は2種類以上の薬を使っている。

組み合わせ

違う作用の薬を組み合わせる

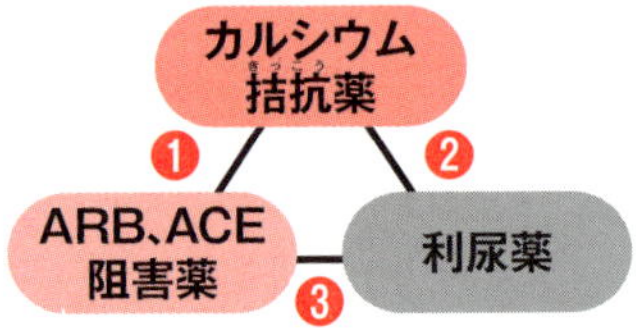

組み合わせは上記の3パターン。2種類でも下がらなければ3種類を併用する。同じ薬を増量するよりも、ちがう作用の薬を併用するほうが効果が高い。

医師の指示どおりに服用するのが基本

降圧薬は、原則1日1回朝に飲みます。朝なら日中の高血圧を抑えることができ、飲み忘れを防ぎやすいからです。

ただ、家庭血圧や24時間自由行動下血圧測定で調べると、薬の効果が翌日早朝まで続かず、早朝高血圧になっていることもあります。その場合、夜に1回服用するなど、服用タイミングを調整します。

こうした服用のタイミングの変更や、薬の量の増減は、自己判断で行ってはいけません。特に血圧の調節機能が低下している高齢者の場合、急激に血圧が下がると危険です。医師の指示どおりに服用してください。

やってはいけない　降圧薬3つのNG

NG 昨日飲み忘れたから2日分まとめて飲んだ

2回分をまとめて飲むと、血圧が下がりすぎる危険があるので厳禁。忘れたことに気づいたら、その時点で飲む。日が変わってから気づいた場合は、忘れた日の分は飲まなくてよい。

OK 1日1回服用の場合は、寝るまでに気づいたら飲む

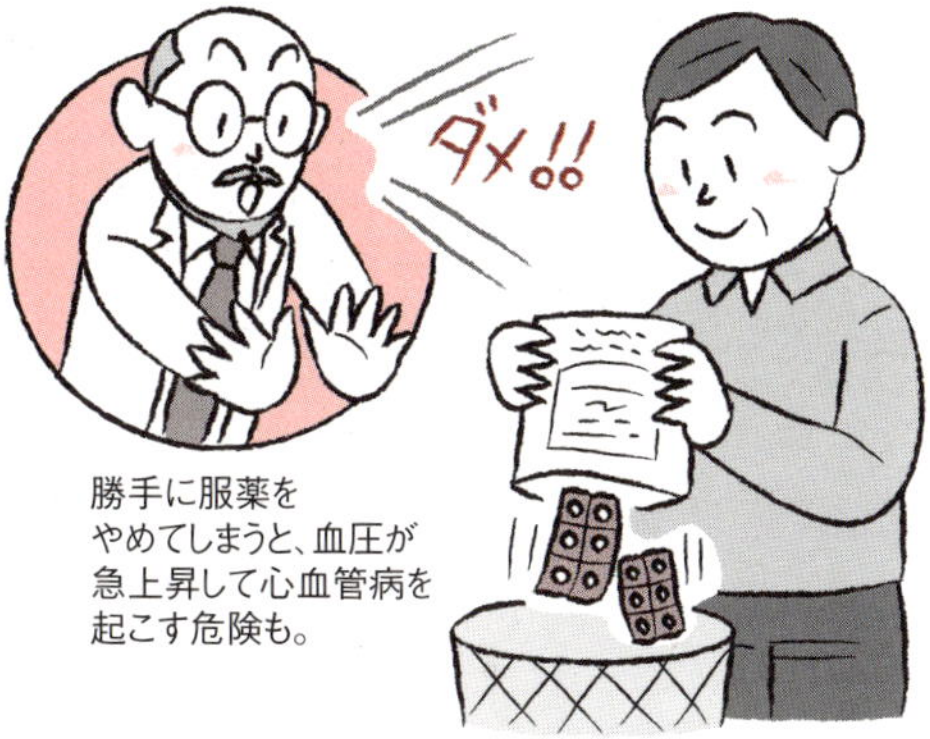

勝手に服薬をやめてしまうと、血圧が急上昇して心血管病を起こす危険も。

NG 薬を飲むとフラフラするが、頑張って飲んでいる

ふらつきがある、体がだるい、目の前が暗くなるなどの症状は、血圧が下がりすぎている場合に現れる。無理に続けず、医師に相談する。

OK 早めに医師に相談する

NG 血圧が下がってきたので、薬の服用はやめた

薬の作用で血圧が下がっているだけなので、服用をやめると血圧は元に戻っていく。医師の指示どおりに服用を続ける。

OK 医師の指示どおりに服用を続ける

いつもとちがう症状があれば医師に相談

降圧薬は比較的副作用が少ないものの、ないわけではありません。いつもとちがう症状が現れたら、必ず医師に伝えます。

また、特に高齢者に多いのが、薬が効きすぎて血圧が下がりすぎ、ふらつくことです。転倒すると危険です。医師に伝えて薬の量や種類を見直しましょう。

Dr.アドバイス

合剤や貼り薬で飲み忘れを防ぐ

2~3種類の降圧薬を毎日、飲み忘れなく続けるのは大変です。医師に相談して、2種類の薬をひとつにまとめた合剤に変えてもらうのも、飲み忘れ対策になるでしょう。それぞれの薬を購入するより価格が安いこともメリットです。

最近では貼り薬や、口内で溶ける、水なしで飲める薬も登場しています。

薬が効かない時

減塩・減量を徹底。持病は治療する

降圧薬が効かない原因をチェック

降圧薬を使っていても
血圧が下がらない場合、
まずは、ここにあげた項目に
当てはまるものがないかを
チェックしてみよう。

☐ 病院で測ると高い値になるか?

家庭血圧をチェックする

医療機関でのみ高くなる白衣高血圧の可能性がある。家での血圧や24時間自由行動下血圧測定で、ふだんの血圧を確認する。

▶P35、37

☐ 自宅で使っている血圧計のカフは小さくないか?

自分の体に合ったサイズのカフに変える

家庭血圧計の上腕に巻くカフは、幅が二の腕の周囲の約4割（二の腕の周囲が30㎝なら12㎝程度）で、二の腕の周囲の8割は巻いておおうことができる長さのものを使う。

▶P32

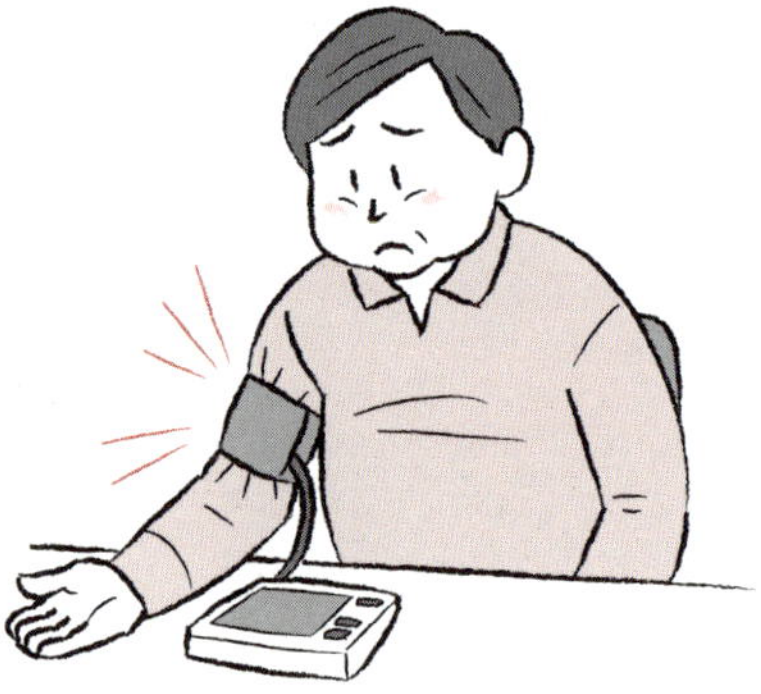

腕の太さに比べて
カフが小さすぎると、
測定結果が高くなってしまう。

降圧薬が効かない時はほかの原因も考える

作用の異なる薬を併用することで、大部分の患者さんは血圧をコントロールできます。しかし、併用しても効果の出ない患者さんも十数％います。

異なる作用の薬を3種類飲んでも目標値まで下がらない場合を「治療抵抗性高血圧」といい、原因を探って対処します。考えられる原因は、白衣高血圧のほか、降圧薬の量や組み合わせが適切でない、睡眠時無呼吸症候群などの病気やほかの病気の治療薬の影響などさまざまです。

薬で下がるのは一時的。生活改善が必須

こうした原因に当てはまらない場合は、

□
お酒は
飲みすぎていないか?

お酒は適量を楽しむ。減らせないなら禁酒

お酒の飲みすぎも血圧を上げる大きな要因。適量にとどめるか、セーブできないなら禁酒も考える。

▶P80

□
ごはんを減らす、
腹8分目を実践できているか?

すぐに実践して減塩・減量する

降圧薬は対症療法であって、根本的な治療にはならない。降圧薬を飲んでいても必ず減塩、減量にとり組む。

▶P48

□
夜中に大きな
いびきをかいていないか?

睡眠時無呼吸症候群の可能性あり

睡眠中に呼吸が止まる「睡眠時無呼吸症候群」があると、血圧が上がる。心血管病のリスクも高く治療が必要なので、担当医に相談する。

▶P121

□
降圧薬以外の
薬を飲んでいないか?

使用中の薬について担当医に伝える

ほかの病気の治療薬が原因で、血圧が下がらない可能性もある。降圧薬以外の薬を飲んでいる場合は、担当医に伝える。

▶P38

減塩や減量などの生活習慣を見直し、徹底する必要があります。

薬を使えばある程度まで血圧は下がりますが、根本的な治療である生活改善にとり組まなければさらなる低下は望めません。また、薬で血圧が下がっても、服用をやめれば再び上がります。

薬での降圧は対症療法であり、根本的な治療法は生活改善であるということをきちんと理解しましょう。

Dr.アドバイス

治療への不安や疑問も薬の効果に影響する

薬を飲むことに納得していなかったり、治療がなぜ必要なのかを理解していないと、毎日服薬を続けたり、生活改善にとり組む〝やる気〟を維持するのは難しくなります。もし、治療に対して不安や疑問があれば、きちんと医師や薬剤師に質問し、解消しておきましょう。

薬はやめられるか

減量できて血圧も下がれば可能

条件がそろえばやめられる

糖尿病や臓器障害などがなく、心血管病などのリスクが低い状態で、
下記の状態が6か月以上続いていれば、降圧薬の中止を検討できる。
ただし、自己判断での中止は厳禁。

減量に成功している

減量に成功し、同時に血圧が下がっていること。下記の目標体重（標準体重、P49参照）にまで減量できていることが大前提。

目標体重
（標準体重、kg）＝
身長（m）×身長（m）
×22

血圧が正常域にまで下がっている

生活改善と降圧薬で、血圧が140/90㎜Hg未満（家庭血圧だと135/85㎜Hg未満）にまで下がった状態が続いている。

薬が1種類1錠にまで減っている

降圧薬1種類（合剤を除く）、1錠で血圧が正常域を維持できている。

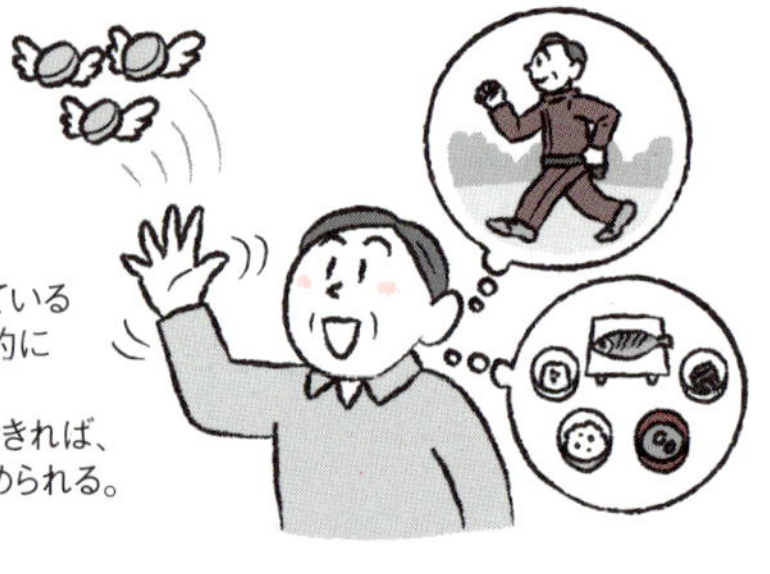

血圧を上げている
生活を根本的に
改善でき、
それを継続できれば、
降圧薬はやめられる。

生活改善ができれば降圧薬はやめられる

高血圧の薬は一生飲み続けなければならない、と思われがちですが、決してそうではありません。減塩や減量ができて血圧を目標値まで下げることができ、その状態を維持できるなら、薬をやめることは可能です。

血圧が下がった状態で安定してきたら、薬の量や種類を減らせるようになります。まずはそれを目標にするとよいでしょう。

また、腎臓病やホルモンの病気など血圧を上げる持病を抱えていたり、治療で血圧を上げる薬（P38参照）を使っている場合、持病を治療したり、薬を中止することで血圧が下がることもあります。

血圧を上げる病気の治療で、下がることも

血圧を上げる原因となる主な病気。特に多いのが、睡眠時無呼吸症候群や腎臓の病気。

腎臓の病気

血液をろ過する糸球体《しきゅうたい》に起こる障害が主な原因。腎臓に血液を送る腎動脈が狭くなったりふさがったりして、血圧が上がることも。

▶P125

ホルモンの病気

副腎からのアルドステロン分泌過剰で起こる「原発性アルドステロン症」、コルチゾールの分泌過剰で起こる「クッシング症候群」、副腎などにできた腫瘍《しゅよう》がカテコールアミンを過剰に分泌する「褐色細胞腫」など。

血管の病気

大動脈や臓器につながる大血管に炎症が起こる「大動脈炎症候群」、それよりも細めの血管に炎症が起こる「結節性多発動脈炎」など。

睡眠時無呼吸症候群

睡眠中にくり返し呼吸が止まる病気。肥満の人や下顎の小さい人に起こりやすい。大きないびきをかき、日中は強い眠気に襲われる。夜間高血圧や早朝高血圧となることが多く、心血管病のリスクも高い。

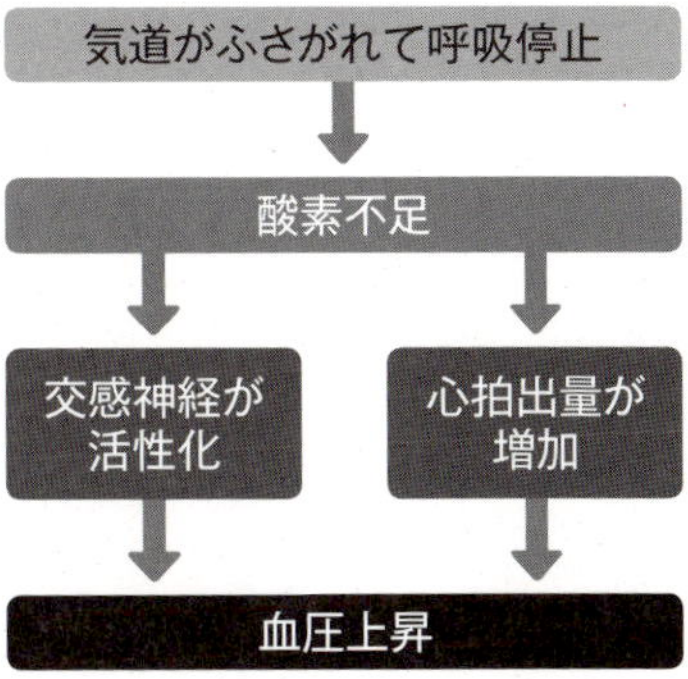

睡眠中、弛緩した舌のつけ根で気道がふさがれ、呼吸が止まる。酸素不足を解消するために起こる反応が原因で、血圧が上がる。

高血圧だけでなくほかの病気も治る

長年の生活習慣を変えることは容易ではないかもしれません。その場合、降圧薬は欠かせませんが、それでは根本的な治療にはなりません。

高血圧だけがあるという人は少なく、多くが肥満、糖尿病、脂質異常症など、原因が同じ病気も抱えています。これらが重なるほど動脈硬化が進み、心筋梗塞《しんきんこうそく》や脳卒中などのリスクが高まるので、いずれも治療が必要です。

いくつもの病気を治療するのは大変だと思うかもしれませんが、これらの病気の治療は、食生活を見直し、運動を習慣にするという生活改善が柱である点が共通しています。生活改善ができれば、体重が減り、血圧も下がり、血糖値や血清脂質の値もよくなるのです。

知って
おきたい

高血圧の合併症

血管の老化がさまざまな病気を呼ぶ

大小さまざまな血管が傷つけられる

**高血圧は全身の大小さまざまな血管を傷つけ、動脈硬化を進行させる。
脳（P124参照）や心臓だけでなく、
目や脚、腎臓（P125参照）などにも影響を及ぼす。**

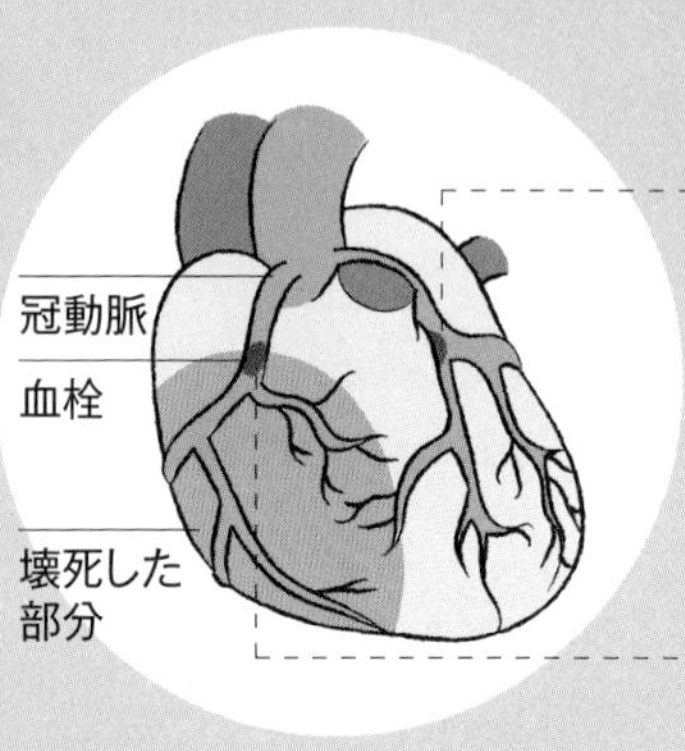

冠動脈の病気

狭心症

動脈硬化で冠動脈《かんどうみゃく》（心臓の筋肉に酸素と栄養を供給する血管）が狭くなり、血流不足になって起こる。冠動脈が激しくけいれんして、血管が一時的に狭くなって発症することもある。

心筋梗塞《しんきんこうそく》

冠動脈の狭くなった部分に、血《けっ》栓《せん》（血のかたまり）がつまって血流が止まることで起こる。血流が止まった先の心筋は、壊《え》死《し》していく。

▶症状はP106

心臓の筋肉の病気

心肥大

末梢《まっしょう》血管抵抗が強まって血流が悪くなると、心臓がより強く収縮して血液を送り出す。そのために心筋（心臓の筋肉）が厚くなった状態が心肥大。胸の痛みや息切れが現れることも。

心不全

心肥大が進むと心筋の血流が不足し、心臓の働きが低下した心不全の状態に。疲れやすさのほか、「横になると息苦しいが、起き上がるとおさまる」といった症状が現れる。

不整脈

心房細動

拍動のリズムや速さが乱れる不整脈の一種。拍動が速くなり、心房（心臓内部にある部屋）内で血液がとどこおって血栓ができやすくなる。その血栓が脳の血管をつまらせると、脳梗塞（心原性脳塞栓症）が起こる。

脚の動脈の病気

閉塞性動脈硬化症

脚の太い動脈に動脈硬化が起こって、脚の血流が悪くなる。進行すると、小さな傷から潰瘍《かいよう》ができ、組織が壊死して脚の切断が必要になることも。

症状

- 脚のしびれ、冷感
- 間歇性跛行《かんけつせいはこう》
（しばらく歩くと脚の痛みで
歩けなくなるが、
少し休むと歩けるようになる）

目の血管の病気

高血圧性網膜症

目の網膜《もうまく》の細い動脈に動脈硬化が起こる。進行すると、その先の毛細血管がつまったり破れたりして、網膜に出血やむくみが生じる。

症状

- 初期はほとんど症状なし
- 進行すると視力が低下する

大動脈の病気

大動脈瘤《だいどうみゃくりゅう》

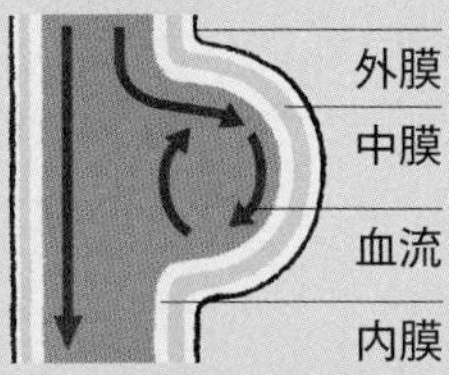

胸部や腹部の大動脈の血管壁が動脈硬化でもろくなると、高い血圧に耐えきれず、一部がこぶのようにふくらむ。破裂すると大出血に。

大動脈解離

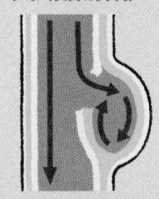

大動脈の血管壁の内膜に亀裂が入って中膜が裂け、血管壁の間に血液が流れ込む。発症すると、引き裂かれるような激痛が突然起こる。

症状

- 突然、胸や背中、腹部や腰が強烈に痛む
- しわがれ声になる、呼吸がしにくい、飲み込みにくい（大動脈瘤）

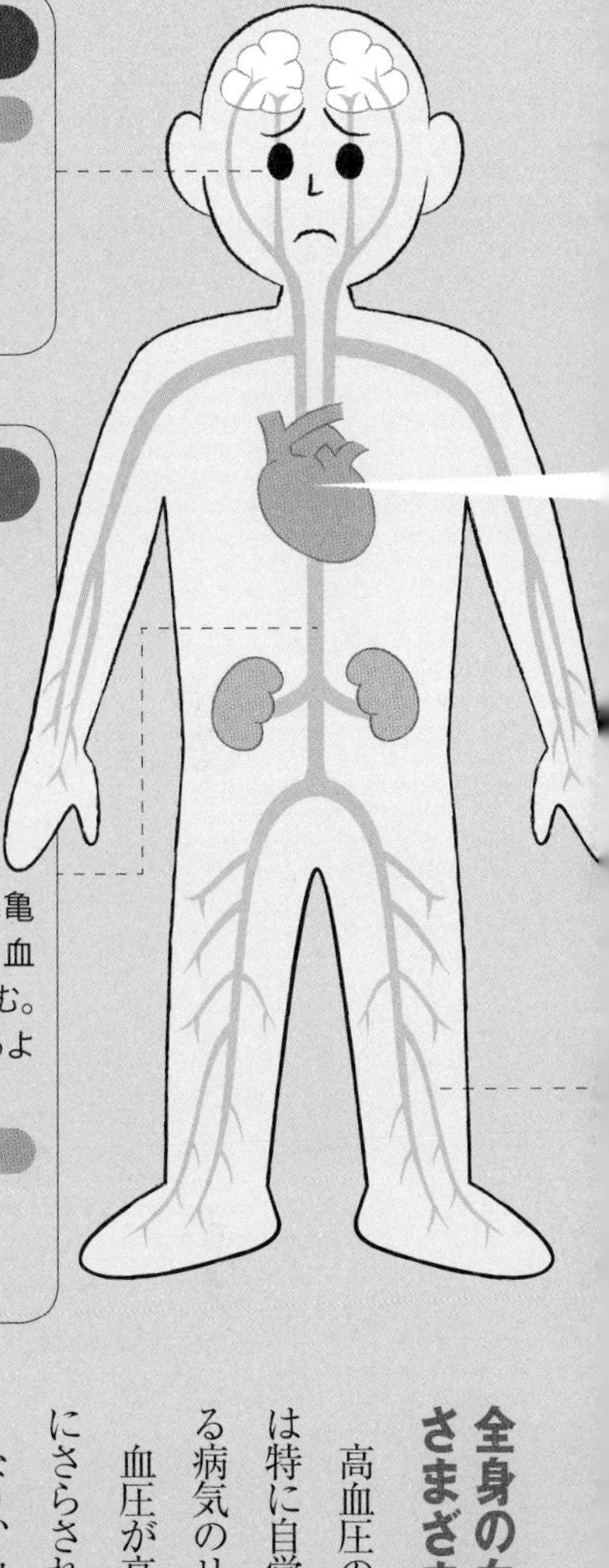

全身の血管が老化。さまざまな病気が現れる

高血圧のこわいところは、それ自体では特に自覚症状はないものの、命に関わる病気のリスクが高まることです。

血圧が高いと、血管が絶えず強い圧力にさらされることでダメージを受けやすくなり、血管の老化が進みます。その結果、動脈硬化が進行し、全身にさまざまな病気を引き起こします。

特に、心筋梗塞や心不全（P122参照）、脳卒中（P124参照）、大動脈の病気（上記参照）は突然死にもつながります。

また、動脈硬化が腎臓の血管に起こると、慢性腎臓病（P125参照）の状態になります。腎臓病が血圧を上げ、高血圧が腎臓病を進行させる悪循環に陥るほか、心血管病のリスクが高くなることもわかっています。

脳の血管が破れたりつまったりする

脳の血管が破れたりつまったりして起こるのが、脳卒中。
血管が破れて起こる脳出血とくも膜下出血、血管がつまって起こる脳梗塞《のうこうそく》がある。

脳卒中の種類

ラクナ梗塞

脳梗塞の一種。細い血管の血管壁が動脈硬化で厚くなり、閉塞することで起こる。つまった先の脳の組織は壊死《えし》する。高血圧と大きく関わる。

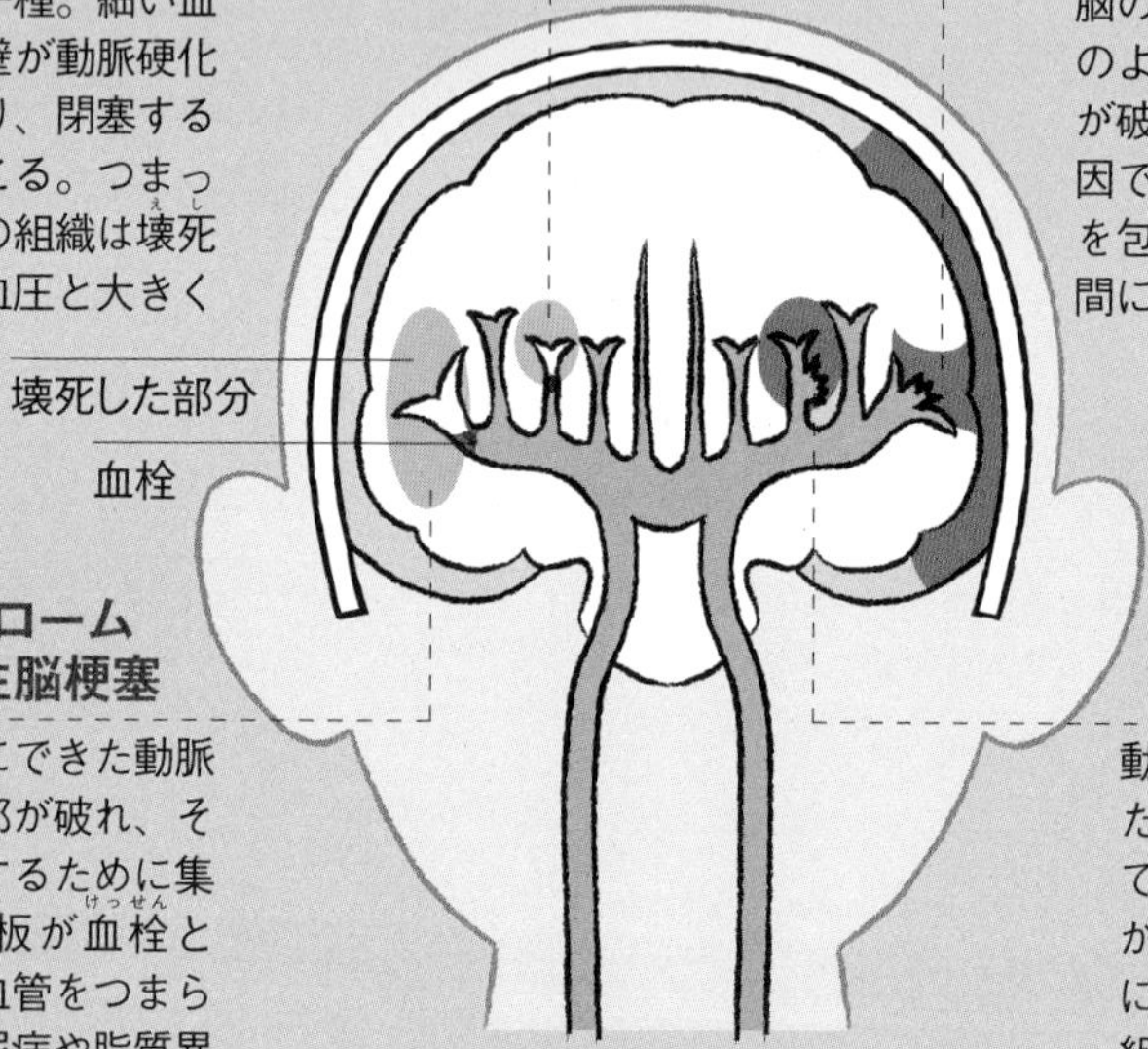

くも膜下出血

脳の動脈の一部がこぶのようにふくれ、そこが破れることなどが原因で起こる。出血が脳を包む軟膜とくも膜の間に広がる。

アテローム血栓性脳梗塞

太い血管にできた動脈硬化の一部が破れ、そこを修復するために集まる血小板が血栓《けっせん》となって、血管をつまらせる。糖尿病や脂質異常症などとの関わりも大きい。

脳出血

動脈硬化でもろくなった脳の細い血管が破れて起こる。血腫《けっしゅ》（血液がたまってこぶのようになったもの）が脳の組織を圧迫し、ダメージを受ける。

▶症状はP107

Dr.アドバイス

40～50代の高血圧で認知症発症の危険

40～50代で高血圧を指摘されても、〝若いから大丈夫〟と考えていてはいけません。中年期の高血圧は、認知症のリスクを高めることがわかってきました。

認知症の「もの忘れ」「何度も同じ質問をする」といった症状は、脳の神経細胞が障害されて現れます。認知症のなかでも高血圧と関係が深いのは「血管性認知症」と「アルツハイマー病」です。

血管性認知症は、主に脳卒中が原因で起こります。特に中年期に高血圧があると、そのリスクが高まることがわかっています。

アルツハイマー病は、神経細胞が破壊されて脳が萎縮していく病気です。原因となる物質が脳の血管にたまった状態に高血圧が重なると、進行しやすくなるのではないかと考えられています。

認知症を防ぐためにも、早めに高血圧対策をはじめることが大切なのです。

高血圧との悪循環を引き起こす慢性腎臓病

慢性腎臓病は、腎臓の障害や腎機能の低下が続く状態。糖尿病性腎症、慢性《まんせい》糸《し》球体《きゅうたい》腎炎《じんえん》、腎硬化症などの病気が含まれる。心血管病の大きな危険因子でもある。

慢性腎臓病とは

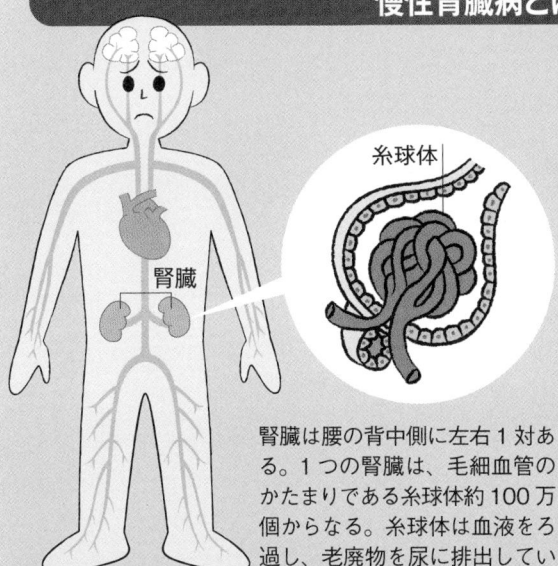

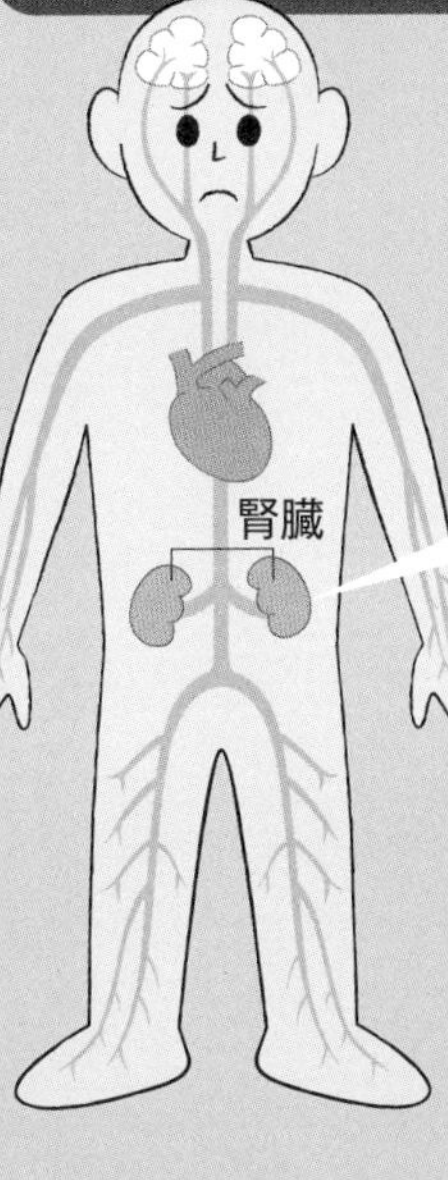

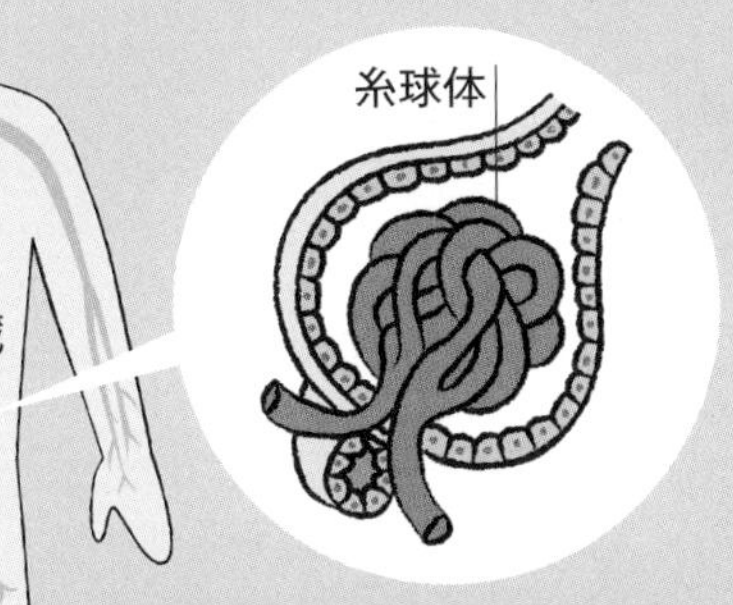

腎臓は腰の背中側に左右１対ある。１つの腎臓は、毛細血管のかたまりである糸球体約 100 万個からなる。糸球体は血液をろ過し、老廃物を尿に排出している。

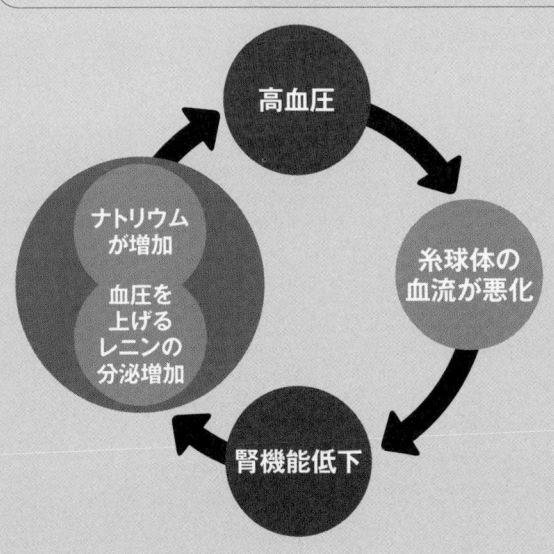

1. 尿検査
   尿たんぱくが陽性
2. 血液検査
   eGFRが60mL/分/1.73m²未満

この状態が３か月以上続くのが慢性腎臓病。尿たんぱく陽性は、腎臓の障害があるサイン。eGFR とは、糸球体のろ過量の推算値で、腎機能の状態を示す。

症状

- 初期はほとんど症状なし
- むくみ
- 貧血
- 疲れやすい　など

高血圧と腎機能低下の悪循環

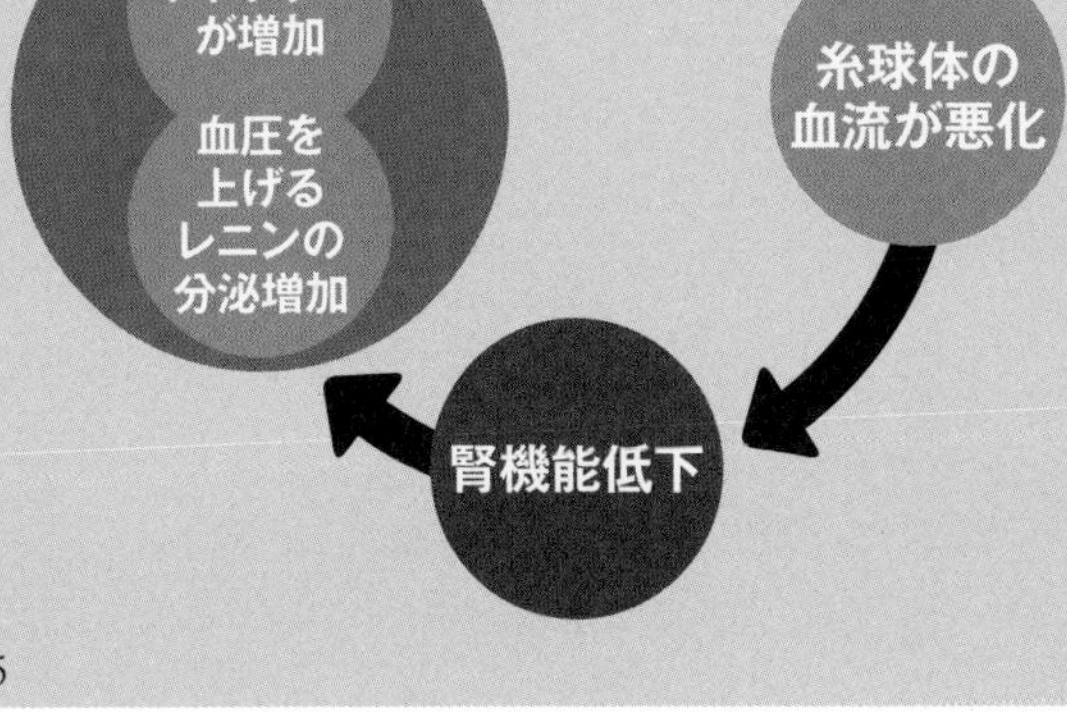

高血圧で糸球体の血管に動脈硬化が起こり、糸球体の血流が悪化したり、糸球体が硬くなって腎機能が低下。血液が十分ろ過されなくなって、水分やナトリウムが体内に増えるうえ、糸球体の機能をよくしようと「レニン（P114 参照）」が分泌され、血圧が上がる。

健康バラエティ番組は笑って楽しめば十分

「○○を食べれば血圧が下がる」といった情報が健康バラエティ番組などで紹介されるたびに、その食品がスーパーで品切れになることがあります。情報に踊らされているのです。

しかし、こうした話題性のある情報は、人々が飛びつくような切り口でつくられたもの。現代の日本で食べ物があり余っているから生まれる情報であり、食べ物に困っていたら何かだけをたくさん食べることなどできません。

だからといって、こうした番組をみてはいけないわけではありません。笑って楽しめば、ストレスの解消にもなります。

最も大切なのは、病気や治療に関する正確な情報を知ることなのです。

情報は冷静に見極めて

バラエティ番組では、「声がかれたら、大動《だいどう》脈瘤《みゃくりゅう》の危険！」「○○で血圧がみるみる下がる」といった極端な演出も多い。番組自体は楽しみつつ、情報の内容を冷静に判断して。

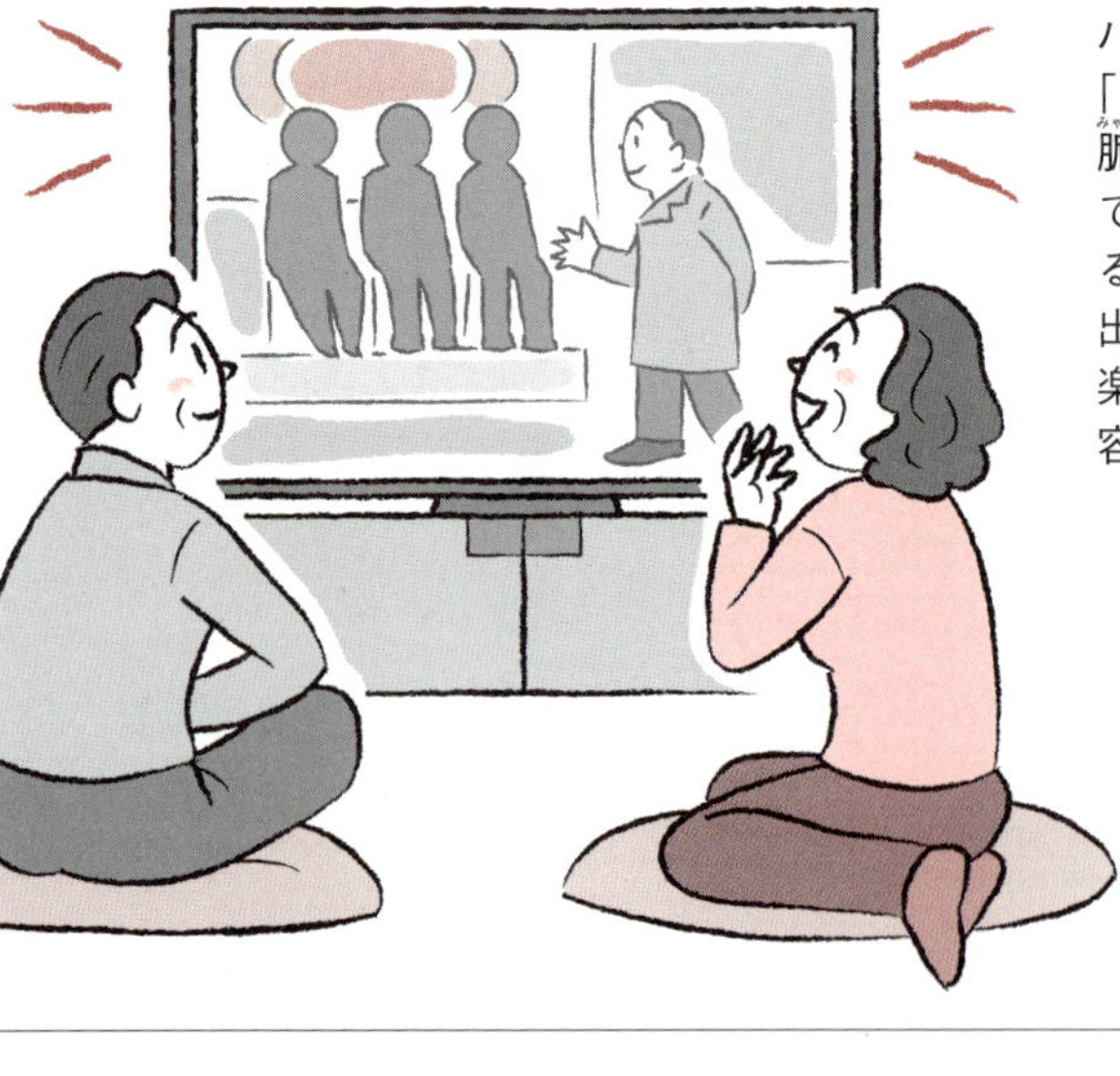

参考文献

「高血圧治療ガイドライン2014」
日本高血圧学会

『血管を内側から強くする55の秘訣』
島田和幸（宝島社）

『健康診断で血圧値が高めの人が読む本』
島田和幸（幻冬舎）

『高血圧を下げる生活事典』
島田和幸 医学監修（成美堂出版）

『別冊NHKきょうの健康 高血圧
無理なく、自分で下げる』
河野雄平 総監修（NHK出版）

『NHKきょうの健康 疑問解消！ 高血圧
なぜ下がらない？ どう下げる？』
苅尾七臣 監修（NHK出版）

『明解！ あなたの処方箋
最新版 本気で治したい人の高血圧』
苅尾七臣 監修（学研パブリッシング）

『明解！ あなたの処方箋
最新版 本気で治したい人の腎臓病』
富野康日己 監修（学研パブリッシング）

『健康図解 今すぐできる！
コレステロールを下げる40のルール』
横手幸太郎 監修（学研パブリッシング）

『NHKためしてガッテン
脳から「うまい！」と感じるゼロしおレシピ超減塩術』
NHK科学・環境番組部、
主婦と生活社「NHKためしてガッテン」編集班 編集
（主婦と生活社）

『脱・高血圧！ 塩&しょうゆ抜き
塩分ゼロでも美味しいレシピ』
島田和幸 医学監修、井原裕子 料理監修（宝島社）

『NHKスペシャル 病の起源 がんと脳卒中』
NHK取材班（宝島社）

島田和幸（しまだ　かずゆき）

新小山市民病院 理事長・病院長。
1973年東京大学医学部卒業。同大学病院第三内科、米国タフツ大学、ニューイングランド・メディカルセンター、高知医科大学を経て、91年より自治医科大学教授。同大学附属病院院長を経て、2012年より小山市民病院（現・新小山市民病院）病院長。専門は循環器内科学、老年病学、高血圧の成因と治療、動脈硬化、血栓止血学。日本高血圧学会名誉会員、日本循環器学会名誉会員、日本動脈硬化学会功労会員。『血管を内側から強くする55の秘訣』（宝島社）、『NHK きょうの料理　毎日つくれる生活習慣病の食事　高血圧の食事』（NHK出版）、『今日の治療薬2016』（南江堂）など著書、監修書、編書多数。

レシピ・料理作製
金丸絵里加（かなまる　えりか）

管理栄養士、料理研究家、フードコーディネーター。
玉川大学卒業。女子栄養大学講師。栄養カウンセリング、飲食店のメニュー開発などを幅広く手がける。家庭で楽しく、おいしく健康管理ができる料理を提案している。『生のまま冷凍 凍ったまま調理 フリージング野菜レシピ』（学研プラス）、『からだの調子を整える おいしい野菜スープ』（ナツメ社）など、著書多数。

装幀　石川直美（カメガイ デザイン オフィス）
カバー写真　トラノスケ-Fotolia.com
本文イラスト　さとうみなこ
本文デザイン　上城由佳（近江デザイン事務所）
撮影　久保寺誠
校正　黒石川由美
編集協力　中山恵子、オフィス201
編集　鈴木恵美（幻冬舎）

専門医が教える 高血圧でも長生きする本

2016年7月5日　第1刷発行

著　者　島田和幸
発行人　見城　徹
編集人　福島広司

発行所　株式会社 幻冬舎
〒151-0051　東京都渋谷区千駄ヶ谷4-9-7
電話　03（5411）6211（編集）　03（5411）6222（営業）
振替00120-8-767643
印刷・製本所　株式会社 光邦

検印廃止

ISBN978-4-344-90315-9 C2077
Printed in Japan
幻冬舎ホームページアドレス　http://www.gentosha.co.jp/
この本に関するご意見・ご感想をメールでお寄せいただく場合は、comment@gentosha.co.jpまで。